Ulrike Seib

Arbeitsbuch Ernährung und Diätetik

für Pflege- und Gesundheitsfachberufe

Mit 15 Abbildungen und 29 Tabellen

URBAN & FISCHER
München · Jena · 1999

Zuschriften und Kritik an:

Urban & Fischer
Lektorat Pflege
Karlstraße 45
80333 München

Dr. Ulrike Seib
Pflügerstraße 13
12047 Berlin

Die Deutsche Bibliothek – CIP-Einheitsaufnahme

Seib, Ulrike:
Arbeitsbuch Ernährung und Diätetik für Pflege- und Gesundheitsfachberufe / Ulrike Seib. – 2. Aufl. – München ; Jena : Urban und Fischer, 1999
1. Aufl. u.d.T.: Seib, Ulrike: Arbeitsbuch Ernährung und Diätetik für Krankenschwestern, Krankenpfleger und andere medizinische Fachberufe
ISBN 3-437-45106-5

2. Auflage Januar 1999

00 01 02 03 5 4 3 2

Um den Textfluß nicht zu stören, wurde bei Patienten und Berufsbezeichnungen die grammatikalisch maskuline Form gewählt. Selbstverständlich sind in diesen Fällen immer Frauen und Männer gemeint.

Lektorat: Ulrike Hartmann, Lübeck
Herstellung: Andrea Haseloh, Lübeck
Grafiken: Gerda Raichle, Ulm
Satz, Druck und Bindung: Laupp & Göbel, Nehren
Umschlaggestaltung: prepress | ulm GmbH, Ulm

Gedruckt auf chlorfrei gebleichtem Papier

Vorwort zur ersten Auflage

Als ich vor Jahren den Unterricht für Ernährungslehre und Diätetik an einer Hebammen- und einer Krankenpflegeschule übernahm, vermisste ich ein zeitgemäßes Buch zu diesem Thema. Nach einigen Lehrerfahrungen beschloß ich dann, meine laufend aktualisierten Unterlagen zusammenzufassen. Mit Hilfe des Gustav Fischer Verlages ist nun ein Lehrbuch für Schüler der Hebammen-, Krankenpflege- und Altenpflegeausbildung entstanden.

Ich hoffe, dieses Buch wird Ihnen in der Ausbildung und danach eine wertvolle Stütze bei der Umsetzung einer gesundheitsfördernden Ernährung sein.

- Besonders am Herzen liegt es mir, die positiven Effekte einer vollwertigen Ernährung für das menschliche Wohlbefinden herauszustellen. Gerade die Mitarbeiter des Gesundheits- und Pflegebereiches spielen bei der Verbreitung und Umsetzung der bedarfsgerechten Kost eine entscheidende Rolle. Deshalb sind hier fundierte Kenntnisse besonders wichtig.
- Da die Menschen Lebensmittel und keine Nährstoffe essen, habe ich mich um Praxisnähe bemüht. Wer tiefer in die biochemischen und physiologischen Grundlagen einsteigen möchte, findet in der Literaturliste Hinweise.
- Es war auch mein Bestreben, der Informationsflut der Medien zum Thema Ernährung ein fachlich ausgewogenes Buch gegenüberzustellen.
- Zukünftig wird es für jeden Einzelnen immer wichtiger werden, die Gesundheit eigenverantwortlich zu fördern. Dabei regt die bedarfsgerechte Kost als «sanfte» Methode die Selbstheilungskräfte an.

Das Buch gliedert sich in zwei Hauptteile: **Allgemeine Ernährungslehre** und **Diätetik**. Wobei die Allgemeine Ernährungslehre alle Aspekte einer bedarfsgerechten Kost für gesunde Menschen aufzeigt. Bei Berücksichtigung der daraus resultierenden Empfehlungen werden ernährungsbedingte Erkrankungen vermieden. Die Diätetik veranschaulicht die Ernährung in besonderen Lebenssituationen, den Zusammenhang zwischen Ernährung und Gesundheit und die spezielle Ernährung (Diät) bei Erkrankungen. Hier werden nur Kostformen empfohlen, die nachweislich einen gesundheitlichen Nutzen für den

Menschen in seiner jeweiligen Situation bringen. Lernziele leiten die größeren Kapitel ein, zu Kapitelende werden Fragen gestellt, mit denen Sie Ihr Wissen überprüfen können.

Und nun viel Spaß!

Mein Dank gilt all denen, die zum Gelingen dieses Buches beigetragen haben.

Berlin, Dezember 1995 Ulrike Seib

Vorwort zur zweiten Auflage

Die weitgehend positive Resonanz auf mein Buch ermöglicht nun die 2. Auflage. Ich habe die konstruktiven Veränderungsvorschläge sowie neue Entwicklungen in der Ernährungslehre und Diätetik aufgenommen.

Mein Dank gilt allen, die durch fachlich fundierte Kritik und aktive Mitarbeit die 2. Auflage hilfreich unterstützten.

Berlin, Oktober 1998 Ulrike Seib

Inhalt

Allgemeine Ernährungslehre		1
1	**Aufbau einer vollwertigen Ernährung**	2
1.1	Ernährungsgewohnheiten	2
1.2	Ernährungskreis	4
1.3	Gewürze und Kräuter	8
1.4	Aroma- und Geschmacksstoffe	8
1.5	Süßigkeiten	10
1.6	Fast Food	10
1.7	Light-Produkte	11
1.8	Ökologischer Landbau	11
1.9	Tageskostplan	12
1.10	Verteilung der Tageskost	13
1.11	Hunger und Sättigung	13
2	**Energie- und Baustoffe**	16
2.1	Kohlenhydrate	16
2.1.1	Mono- und Disaccharide	19
2.1.2	Aufspaltbare Polysaccharide	20
2.1.3	Nicht-aufspaltbare Polysaccharide	20
2.2	Eiweiße	20
2.2.1	Purine	23
2.3	Fette	24
2.3.1	Cholesterin	27
2.4	Energiebedarf	27
3	**Vitamine und Mineralstoffe**	32
3.1	Vitamine	33
3.1.1	Vitamin A (Retinole)	33
3.1.2	Vitamin D (Calciferole)	34
3.1.3	Vitamin E (Tocopherole)	35
3.1.4	Vitamin K	35
3.1.5	Vitamin B_1 (Thiamin)	36

3.1.6 Vitamin B_2 (Riboflavin) 36
3.1.7 Vitamin B_6 (Pyridoxin) 37
3.1.8 Vitamin B_{12} (Cobalamine) 37
3.1.9 Folsäure 38
3.1.10 Biotin 39
3.1.11 Niacin 39
3.1.12 Pantothensäure 40
3.1.13 Vitamin C (Ascorbinsäure) 40
3.1.14 Ubichinone 40
3.2 Mineralstoffe 41
3.2.1 Natrium 41
3.2.2 Kalium 42
3.2.3 Chlorid 42
3.2.4 Calcium 43
3.2.5 Phosphat 43
3.2.6 Magnesium 44
3.2.7 Eisen 45
3.2.8 Jodid 45
3.2.9 Zink 46
3.2.10 Selen 46
3.2.11 Fluorid 46
3.3 Sekundäre Pflanzenstoffe 47
3.4 Vitamin- und Mineralstoffpräparate 48
3.4.1 Vitamin- und Mineralstoffzusätze in Lebensmitteln 48

4 Wasserhaushalt 50

5 Getränke 52
5.1 Coffein- und alkoholfreie Getränke 52
5.2 Coffein- und alkoholhaltige Getränke 53

6 Fremdstoffe in Lebensmitteln 56
6.1 Mikrobiologische Verunreinigungen 57
6.2 Rückstände aus der Lebensmittelproduktion 58
6.3 Verunreinigungen aus der Umwelt 59
6.4 Zusatzstoffe 62

7 Umgang mit Lebensmitteln 65

8 Lebensmittelrecht 68

Diätetik 71

9 Ernährung in verschiedenen Lebensphasen 72
9.1 Ernährung in Schwangerschaft und Stillzeit 72
9.2 Ernährung im Wachstum 74

9.3 Ernährung und Zahngesundheit ... 76
9.4 Ernährung des alten Menschen ... 78

10 Ernährung des kranken Menschen ... 82
10.1 Ernährungsbedingte Erkrankungen ... 82
10.2 Krebs ... 83
10.2.1 Krebsvorbeugung ... 83
10.2.2 Ernährung bei Krebs ... 84
10.3 Untergewicht ... 85
10.4 Übergewicht ... 87
10.5 Ess-Störungen ... 91
10.5.1 Anorexia nervosa (Magersucht) ... 91
10.5.2 Bulimia nervosa (Ess-Brechsucht) ... 93
10.6 Diabetes mellitus (Zuckerkrankheit) ... 93
10.7 Herz- und Kreislauferkrankungen ... 97
10.7.1 Hypertonie (Bluthochdruck) ... 98
10.7.2 Fettstoffwechselstörungen ... 98
10.7.3 Metabolisches Syndrom ... 100
10.8 Gicht ... 101
10.9 Rheumatismus ... 101
10.10 Phenylketonurie ... 102
10.11 Erkrankungen des Magen-Darm-Traktes ... 102
10.11.1 Zöliakie (Sprue) ... 102
10.11.2 Laktoseintoleranz (Milchzuckerunverträglichkeit) ... 103
10.11.3 Erbrechen ... 104
10.11.4 Diarrhoe ... 105
10.11.5 Obstipation (Darmträgheit) ... 106
10.11.6 Divertikulitis ... 107
10.11.7 Colitis ulcerosa ... 107
10.11.8 Morbus Crohn ... 107
10.11.9 Pankreatitis (Bauchspeicheldrüsenentzündung) ... 108
10.11.10 Mukoviscidose ... 109
10.11.11 Fettleber ... 110
10.11.12 Leberzirrhose ... 110
10.11.13 Leberinsuffizienz (Akutes Leberversagen) ... 110
10.11.14 Gallensteine ... 111
10.11.15 Magenresektion ... 111
10.11.16 Kurzdarmsyndrom ... 112
10.11.17 Leichte Vollkost bei Magen-Darm-Erkrankungen ... 113
10.12 Osteoporose ... 114
10.13 Erkrankungen der Nieren ... 116
10.13.1 Akute Glomerulonephritis ... 117
10.13.2 Chronische Glomerulonephritis ... 117
10.13.3 Interstitielle Nephritiden ... 118
10.13.4 Schwangerschaftsnephropatie ... 118
10.13.5 Diabetische Nephropathie ... 118
10.13.6 Nephrotisches Syndrom ... 119

10.13.7 Niereninsuffizienz 119
10.13.7.1 Akute Niereninsuffizienz 119
10.13.7.2 Chronische Niereninsuffizienz 120
10.13.7.3 Dialyse 121
10.13.8 Nephrolithiasis (Nierensteine) 122
10.14 Lebensmittelallergien 123
10.15 Künstliche Ernährung 125
10.15.1 Enterale Ernährung 125
10.15.2 Parenterale Ernährung 127

Antworten zu den Testfragen 129

Literaturverzeichnis 136

Sachregister 138

Allgemeine Ernährungslehre

LERNZIEL

- Bedeutung einer vollwertigen Ernährung für die Gesundheit erkennen.

Die Allgemeine Ernährungslehre zeigt alle wichtigen Aspekte einer ausgewogenen Ernährung auf. Sie veranschaulicht, wie eine schmackhafte und gesunde Kost unter Berücksichtigung wissenschaftlicher Erkenntnisse erstellt werden kann. Dazu wird erarbeitet, welche Inhaltsstoffe notwendig sind und welche schädigen können. Die daraus entwickelte Ernährungsweise gewährleistet sowohl für Sie, die im Pflegeberuf arbeiten, als auch für die Patienten, die keine besondere Kost (Diät) benötigen, eine bestmögliche Gesundheitsvorsorge (12, 27).

1 Aufbau einer vollwertigen Ernährung

LERNZIELE

- Faktoren, die die eigene Ernährung prägten, erkennen.
- Bedeutung und Eigenschaften der Lebensmittel kennen.
- Werbeaussagen hinterfragen.

Die vollwertige Ernährung lässt sich am leichtesten veranschaulichen, wenn wir von unseren eigenen Ernährungsgewohnheiten ausgehen. Beim Vergleich der täglichen Kost mit den Empfehlungen zur bedarfsgerechten Ernährung werden mögliche Einseitigkeiten erkannt. Das wiederum sensibilisiert für die Situation, in der sich die Patienten befinden.

1.1 Ernährungsgewohnheiten

Ausgehend von den eigenen Gewohnheiten, den Vorlieben und Abneigungen lässt sich die Situation des Patienten, der sich gelegentlich über das Essen beschwert oder es sogar ablehnt, verstehen. Die Gewohnheiten rund ums Essen und Trinken werden früh erlernt und gelten als beständig. Sie werden durch Erziehung, soziales Umfeld und Kultur geprägt.

Erziehung: Bereits im Säuglingsalter werden die ersten Grundsteine für Essgewohnheiten gelegt. «Schlechte Esser werden nicht geboren, sondern erzogen», sagt ein Sprichwort. Erhält ein Säugling bei jedem Schreien sofort Nahrung, besteht die Gefahr, dass er nur «abgespeist» wird. War das Schreien Ausdruck für das Bedürfnis nach Nähe, so wird dies durch Füttern nicht befriedigt und das Kind lernt, dass Essen oder Trinken in jeder Situation tröstet. Verstärkt wird dieser Prozess, wenn z. B. Süßigkeiten als Belohnung oder Bestrafung eingesetzt werden. Werden Kinder gezwungen, den Teller immer aufzuessen, so lernen sie es nicht, ein Sättigungsgefühl zu entwickeln.

Beide Beispiele zeigen, wie Fehler in der Erziehung zu beständigen Störungen im Umgang mit Essen und Trinken führen können. Bezugspersonen gelten als Vorbilder und sollten regulierend bei der Nahrungsaufnahme wirken.

Soziales Umfeld: Neben der Familie prägen andere Gemeinschaften wie Kindertagestätten, Schulen, Arbeitsplätze und Freunde die Ernährungsgewohnheiten. So essen Kinder unter Umständen in der Kindertagesstätte oder bei Freunden Gerichte, die sie zu Hause ablehnen. Abhängig von ihrem Freundeskreis gehen Jugendliche gerne in Fast-Food-Restaurants oder treffen sich in der Eisdiele.

Die *Auswahl* der Lebensmittel wird auch durch den sozialen Status mitbestimmt. Verbraucher mit höherem Einkommen kaufen in der Bundesrepublik mehr frisches Gemüse und Obst als Verbraucher mit geringerem Einkommen. Kaviar, Trüffel, Hummer und Champagner gelten als Luxus und haben Prestigecharakter. Menschen, die bewusst mit ihrer Gesundheit und der Umwelt umgehen, bevorzugen eine vegetarische Kost aus ökologischem Anbau.

Ebenso steuert die Werbung die Kaufentscheidung vieler Verbraucher. Sie richtet sich gezielt an Kinder und Jugendliche, da sie sich leichter an neue Produkte binden lassen als ältere Menschen mit festen Gewohnheiten. Dieser Einfluss wird in Untersuchungen deutlich: Je länger Kindern fernsehen, desto eher entwickeln sie Übergewicht.

MERKE

- Die Ernährungsgewohnheiten sind sehr beständig. Daher sollten sie so früh wie möglich einer vollwertigen Kost entsprechen.

Kultur: Die Zusammensetzung der Nahrung wird auch von nationalen Faktoren bestimmt: In Mittelmeerländern ist die traditionelle Küche z. B. reich an Gemüse, Obst, Fisch und Pflanzenöl. Durch das weltweit steigende Angebot an Fleisch- und Wurstwaren sowie Fertiggerichten und Fast Food verbunden mit zunehmendem Zeitmangel, ändert sich jedoch auch hier die nationale Esskultur. So verzehren Europäer zunehmend mehr Außer-Haus oder greifen zu Schnellgerichten, die alleine oder nebenbei gegessen werden, wo früher für eine Gemeinschaft gekocht wurde.

Auch die Religion beeinflusst die Ernährungsgewohnheiten: So meiden Juden und Moslems Schweinefleisch, Christen ersetzen am Freitag Fleisch durch Fisch. Fastenzeiten werden aus religiösen Gründen eingelegt. Im Islam darf während des Ramadan nur vor Sonnenaufgang und nach Sonnenuntergang gegessen werden. An den Feiertagen (z. B. Ostern, Zuckerfest) wird mit Familie und Freunden reichlich gegessen, die Kinder bekommen Süßigkeiten.

Ernährungssitution in Deutschland: In der Bundesrepublik Deutschland lässt sich seit einigen Jahren ein Ernährungstrend beobachten der als «zu fett, zu süß, zu salzig und zu hochprozentig» charakterisiert wird. Waren früher tierisches Fett, Zucker, Salz und alkoholische Getränke teuer, so sind sie heute im Verhältnis zu anderen Lebensmitteln preiswert und werden stärker konsumiert. Auch steigt der Verzehr von Fertiggerichten. Bei diesen ist zu beachten, dass sie besonders reichlich Zucker, Salz und Fett enthalten. Wenn sich bereits Kinder an diese Geschmacksrichtung gewöhnen, wählen sie als Erwachsene gleiche Speisen. Übergewicht, Fettstoffwechselstörungen und Bluthochdruck können entstehen. Den Patienten fällt es dann sehr schwer die Kost umzustellen.

Trotz steigender Tendenz wird in Anbetracht der gesundheitlichen Bedeutung zu wenig Gemüse, Kartoffeln, Vollkorngetreide und Hülsenfrüchte gegessen.

ANREGUNGEN

- Überlegen Sie, welche Rolle die Ernährung in Ihrem Leben spielt.
- Wodurch wurde Ihr Ernährungsverhalten besonders geprägt?
- Konnten Sie auf einer Reise neue Ernährungsgewohnheiten kennen lernen?

Aufbau einer vollwertigen Ernährung

1.2 Ernährungskreis

Der Ernährungskreis (Abb. 1.1) veranschaulicht, aus welchen Komponenten eine ausgewogene, schmackhafte Ernährung zusammen gestellt wird. Er fasst unsere wichtigsten Lebensmittel in sieben Gruppen zusammen. Die empfohlenen Verzehrmengen sind der Tabelle 1.2 zu entnehmen.

MERKE

- Wählen Sie täglich reichlich aus den Lebensmittelgruppen I–V!
- Bevorzugen Sie in der Gruppe VI die pflanzlichen Fette!
- Lebensmittel der Gruppe VII müssen nicht täglich im Speisenplan erscheinen!

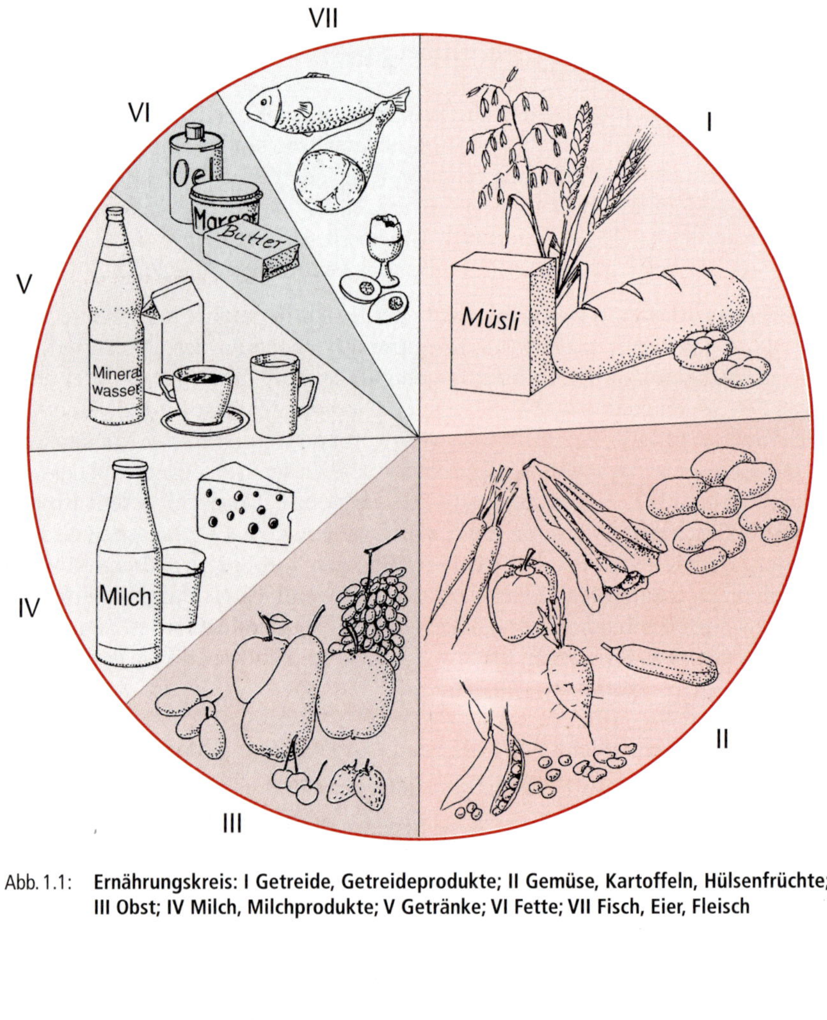

Abb. 1.1: **Ernährungskreis: I Getreide, Getreideprodukte; II Gemüse, Kartoffeln, Hülsenfrüchte; III Obst; IV Milch, Milchprodukte; V Getränke; VI Fette; VII Fisch, Eier, Fleisch**

Gruppe I: Getreide und Getreideprodukte

Getreide versorgt den Körper hauptsächlich mit Kohlenhydraten, die sehr schnell in Energie umgewandelt werden. Das volle Korn mit dem Keimling, der Aleuronschicht und der Schale soll bevorzugt werden, da sich hier die meisten Vitamine, Mineralstoffe, Eiweiße und Ballaststoffe befinden. Vollkornprodukte sind besser bekömmlich, wenn das Korn fein geschrotet oder gemahlen wurde. In unserer täglichen Ernährung verzehren wir das Getreide hauptsächlich als Brot. Bei einer abwechslungsreichen Auswahl mit Schwerpunkt auf Vollkornbrot und Graubrot können am Tag etwa 5–7 Scheiben gegessen werden. Werden diese sparsam belegt, so sind keine Gewichtszunahmen zu befürchten, denn Brot ist ebenso wie Kartoffeln kein «Dickmacher». Dick machen der fetthaltige Aufstrich und die Soße. *Hirse* kann wie Reis herzhaft oder auch süß zubereitet werden; *Grünkern* (unreifer geräucherter Dinkel) gibt Suppen und Bratlingen Würze. *Dinkel*, die Urform des Weizens, wird wie Roggen, Hafer, Weizen und Gerste zum Brot backen, als Flocken oder ganzes Korn verwendet. *Hafer* eignet sich besonders gut zum Rohverzehr als Haferflocke (z. B. im Müsli), da er leicht verdaulich ist. Aus *Getreidemais* werden Polenta, Popcorn und Cornflakes hergestellt.

Die speziell für Kinder angebotenen «Frühstücks-Ceralien», enthalten teilweise sehr viel Zucker und haben mit dem natürlichen Getreide nicht mehr viel gemein. Cornflakes sind zwar im Vergleich zu Haferflocken stark verarbeitet, eignen sich mit viel Milch (ohne Zucker) für Kinder, die nicht gerne frühstücken. Nudeln passen besonders gut zu Gemüsegerichten. Werden Vollkornnudeln abgelehnt, empfehlen sich italienische Nudeln aus Hartweizengries ohne Ei.

MERKE

- Reichlich Getreide und Getreideprodukte aus Vollkorn bilden die Grundlage einer vollwertigen Ernährung.
- Lassen Sie sich nicht durch die Farbe der Mehlerzeugnisse täuschen, da dunkle Farbe auch durch Zusätze erzielt werden kann! Wichtig ist, dass wirklich Vollkorn verarbeitet wurde.

Gruppe II: Gemüse, Hülsenfrüchte und Kartoffeln

Gemüse enthält viele Vitamine, Mineralstoffe, Ballaststoffe und Wasser. Etwas Fett zum Gemüse erhöht die Aufnahme der fettlöslichen Vitamine. Damit liefert es wertvolle Nährstoffe, sättigt und regt die Verdauung an. Gleichzeitig enthält es wenige Kalorien. Eine gemüsereiche Kost beugt daher Übergewicht vor und eignet sich als Reduktionsdiät. Leider spielt der Gemüseverzehr – im Gegensatz zu mediterranen Ländern – in Deutschland eher eine untergeordnete Rolle. Nach neueren Untersuchungen soll eine Ernährung, die reich an Gemüse ist, prophylaktisch gegen einige Krebsarten wirken (siehe 10.2). Das beste Gemüse stammt aus dem Freiland und der näheren Umgebung, denn lange Transportwege und der Anbau außerhalb der natürlichen Erntezeit, gehen mit einem niedrigen Nährstoff- und Genusswert und oft mit einer höheren Rückstandsbelastung einher. Tiefkühlrohware entspricht im Nährwert dem frisch gekauften Gemüse. Gemüsefertiggerichte weisen jedoch geringere Nährstoffe auf und enthalten zum Teil sehr viel Kochsalz (siehe 3.2.1) und Fette (siehe 2.3). Konserven sind weniger günstig, denn das hocherhitzte (sterilisierte) Gemüse büßt an Nährstoffen, Geschmack und Aussehen ein und ist meist stark gesalzen. Hülsenfrüchte, wie Linsen, Erbsen, Bohnen, bereichern unseren Speisenplan. Sie enthalten mehr Eiweiß, Kohlenhydrate, Mineralstoffe und Ballaststoffe als die üblichen Gemüsesorten. Pell- und Salzkartoffeln sättigen, ohne den Körper zu belasten. Andere Zubereitungen, z. B. Pommes frites, enthalten hingegen zu viel Fett.

MERKE

- In den täglichen Speisenplan gehören 250 g Gemüse. Davon soll ein Teil roh, ein Teil gedünstet verzehrt werden!
- Etwas Fett zum Gemüse erhöht die Aufnahme der fettlöslichen Vitamine.
- Gemüse muß nährstoffschonend behandelt werden: Gemüse erst waschen, dann zerkleinern! Direkt vor dem Verzehr zubereiten! Gemüse kurz bei geeigneter Temperatur garen! Lange Warmhaltezeiten meiden!

Gruppe III: Obst

Obst enthält kurzkettige Kohlenhydrate, Vitamine, Mineralstoffe und Ballaststoffe. Am wertvollsten ist es, wenn es roh und zur Haupterntezeit verzehrt wird. Besonders für Kinder sind Früchte und Gerichte, die mit ihnen verfeinert werden, ein leckerer Vitaminspender und eine Alternative zu Süßigkeiten. Tiefkühlrohware entspricht im Nährwert dem Frischobst der Saison. Wer also im Winter Appetit auf Erdbeeren bekommt, greift besser zu tiefgekühlter Rohware, als zu «Frischware», die einen sehr weiten Transport hinter sich hat. Sterilisiertes Obst in Dosen oder Gläsern enthält nur noch wenig von den hitzeempfindlichen Vitaminen und ist außerdem stark gezuckert. Auch Nüsse gehören zum Obst. Sie liefern allerdings viel Fett und sind somit sehr energiereich. Da dieses Fett (siehe 2.3) jedoch für unseren Körper sehr wichtig ist und Nüsse außerdem reich an Vitaminen, Mineralstoffen und Ballaststoffen sind, ergänzen sie eine ausgewogene Kost.

MERKE

- Pro Tag werden 200–250 g frisches Obst empfohlen!

Gruppe IV: Milch und Milchprodukte

Milch enthält zu etwa gleichen Teilen Eiweiße, Kohlenhydrate und Fette. Besonders hervorzuheben ist der hohe Calciumgehalt (siehe 3.2.4) der Milch und Milchprodukte. Deswegen eignet sich diese Lebensmittelgruppe besonders für Kinder und Jugendliche im Wachstumsalter sowie Schwangere und Stillende. Lebensmittelgeschäfte bieten die unterschiedlichsten Milchprodukte an. Einige davon enthalten sehr viel Zucker. Die Zutatenliste, die auf den Produkten stehen muss, informiert den Käufer über die einzelnen Inhaltsstoffe der Ware. Der Verbraucher entscheidet nun selbst, was er verzehren möchte. Empfehlenswert ist ein selbst zubereitetes Fruchtjogurt, das sich leicht aus frischem Obst und Naturjogurt oder Dickmilch herstellen lässt. Damit wird ein hoher Fruchtanteil garantiert. Mit den zahlreichen Käsesorten lassen sich Brote abwechslungsreich belegen oder Gerichte verfeinern. Bei Übergewicht und Fettstoffwechselstörungen (siehe 10.4, 10.7.2) werden am besten magere Milchprodukte bevorzugt.

MERKE

- Milch und Milchprodukte sind wichtige Calciumlieferanten.

Gruppe V: Getränke

Zur Deckung des Wasserbedarfes eignen sich Trinkwässer guter Qualität, Früchte- und Kräutertees, Getreidekaffee, Fruchtsäfte und in Maßen Bohnenkaffee und schwarzer Tee (siehe 4 und 5).

Gruppe VI: Fette

Fette gehören zu den energiereichsten Lebensmitteln. Daher führt ein zu hoher Fettkonsum zu Übergewicht (siehe 10.4). Die fettlöslichen Vitamine benötigen zur besseren Aufnahme aus dem Verdauungstrakt etwas Fett. Außerdem liefern insbesondere pflanzliche Fette essenzielle (lebensnotwendige) Fettsäuren (siehe 2.3), die der Mensch über die Nahrung zu sich nehmen muss. Diese Fettsäuren befinden sich bevorzugt in Maiskeim-, Sonnenblumenkern-, Distel-, Soja- und Leinöl, sowie in Diätmargarinen. Sie sind aufgrund ihrer Struktur (mehrfach ungesättigt) sehr empfindlich gegenüber Hitze, Sauerstoff und Licht und müssen daher schonend behandelt werden. Wissenschaftliche Studien belegen, dass ungesättigte Fettsäuren, eher die Arteriosklerose verhindern, während gesättigte Fettsäuren, wie sie besonders in tierischen Lebensmitteln vorkommen, Arteriosklerose begünstigen (siehe 10.7). Da die meisten Menschen in Deutschland sehr reichlich tierisches Fett essen, ist es sinnvoll, für Salate und gedünstetes Gemüse hochwertige Pflanzenöle (einschließlich Olivenöl) zu verwenden. Als Brotaufstrich eignen sich geringe Mengen reiner Pflanzenmargarine oder Butter.

MERKE

- Pflanzliche Fette bevorzugen, tierische Fette einschränken!
- Beim Frittieren Fette verwenden, die hohe Temperaturen vertragen (Plattenfette)! Frittiertes ist in der Regel fettreich und schwer bekömmlich und soll daher nur gelegentlich verzehrt werden!

Gruppe VII: Fisch, Eier und Fleisch

Diese Lebensmittel liefern hauptsächlich Eiweiße, Fette, Eisen und Vitamine, jedoch auch Purine und Cholesterin (siehe 2.2.1, 2.3.1). Aus dieser Lebensmittelgruppe sollte daher sehr bewusst ausgewählt werden. Ein- bis zweimal pro Woche bieten Fischgerichte, z. B. gedünstet, gebraten oder als Auflauf, eine beliebte Abwechslung. Seefische, wie Seelachs, Kabeljau und Rotbarsch, sind die besten Jodquellen. Außerdem enthalten Fische hochungesättigte Fettsäuren, die vermutlich bestimmten Herz- und Kreislauferkrankungen vorbeugen und bei Rheumaerkrankungen lindernd wirken können. Fleisch liefert genauso wie Eier, Fisch und Milch biologisch hochwertiges Eiweiß (siehe 2.2). Da jedoch die durchschnittliche Kost bereits sehr eiweißreich ist, und tierische Lebensmittel gleichzeitig unerwünschte Purine, Cholesterin und gesättigte Fettsäuren enthalten, wird nur ein- bis zweimal pro Woche Fleisch empfohlen. Wurst enthält meist sehr viel verstecktes Fett, Kochsalz (siehe 3.2.1) sowie Nitrit-Nitrat-Pökelsalze (siehe 6.4) und sollte daher nur sparsam verzehrt werden (12, 37).

MERKE

- Fisch und mageres Fleisch fetthaltiger Wurst vorziehen!

1.3 Gewürze und Kräuter

Gewürze, insbesondere auf Kräuterbasis, gehören zu einer vollwertigen Ernährung. Sie verfeinern Gerichte und regen die Produktion von Speichel, Magensaft und Galle an. Einige von ihnen haben auch andere heilende Wirkungen (Tab. 1.1). Am besten eignen sich frische Kräuter, die das meiste Aroma entwickeln. Es können auch getrocknete Würzkräuter verwendet werden, die jedoch nicht überlagert sein sollen. So lassen sich Kochsalz und fertige Würzsaucen wunderbar ersetzen.

1.4 Aroma- und Geschmacksstoffe

Für den Genuss beim Essen und Trinken spielen die Aroma- und Geschmacksstoffe eine wichtige Rolle.

Aromastoffe werden an spezielle Geruchsrezeptoren im Mund-Nasen-Raum gebunden und bereits in sehr geringen Konzentrationen als Gerüche wahrgenommen. Das typische Aroma eines Lebensmittels wird in den meisten Fällen durch das Zusammenwirken von über 200 Aromastoffen hervorgerufen. Manche Aromen entwickeln sich in der Reifungsphase (z. B. bei Früchten, Käse), andere entstehen erst bei der Verarbeitung von Lebensmitteln (z. B. der Gurke, die ihren typischen Geruch erst bei Zerkleinerung aufweist); wiederum andere (z. B. Röststoffe) entstehen beim Erhitzen von Lebensmitteln.

Geschmacksstoffe werden über die Geschmackspapillen auf der Zunge in vier Geschmacksrichtungen unterschieden: salzig, sauer, süß und bitter. Die Art und Stärke des Geschmacks einer Substanz hängt von seiner Molekülstruktur ab. So schmeckt Fructose etwas süßer als Glucose. Geschmacksempfindungen werden weitgehend erlernt. Säuglinge bevorzugen zwar leicht süß schmeckende Getränke, jedoch wird bei einer sehr süßen Ernährungsweise die Schwelle erhöht, ab der etwas als süß empfunden wird. Gleiches gilt für Salz.

Tab. 1.1: **Kräuter und ihre Eigenschaften**

Kräuter	Geschmack	Wirkung	Verwendung
Basilikum	leicht salzig, etwas scharf	appetitanregend	Tomate, Salat, Pizza
Bohnenkraut	pfeffrig, würzig, nach grünen Bohnen	verdauungsfördernd	Bohnen, Salat
Borretsch	gurkenähnlich, frisch	entkrampfend	Salate
Dill	süßlich, erfrischend	gegen Kopfschmerzen	Salat, Quark, Soßen
Estragon	würzig, leicht süß, leicht bitter, sparsam verwenden	magenfreundlich	Vinaigrette, Bearnaise, Kräuterbutter, Salat
Kerbel	leicht süßlich, ähnlich wie Anis	regt Stoffwechsel an	Salat, Tomaten, Gurken, Fenchel
Kresse	scharf	antibakteriell	Salat, Suppen
Liebstöckel	salzig, ähnlich wie Sellerie, entwickelt Aroma durch Garen	verdauungsfördernd	Eintöpfe, Suppen, Salat
Majoran	kräftig, salzig	verdauungsfördernd	Kartoffelsalat
Minze	erfrischend	gegen Magen-beschwerden, Kopf-schmerzen, Übelkeit	Salat, Möhren, Erbsen, rote Bete und Schwarzwurzel
Oregano	ähnlich wie Majoran	nervenstärkend, entkrampfend	Salate, Tomate, Zucchini, Kürbis, Zwiebel
Petersilie	würzig	entwässernd	Saucen, Salat,
Rosmarin	schwach bitter, harzig, kampferartig	blutdrucksteigernd	Kartoffeln, Möhren, Tomaten, Zucchini
Salbei	würzig, kampferartig	antiseptisch, anregend auf Leber und Galle schweisshemmend	Salat, Saucen
Schnittlauch	zwiebelartig	desinfizierend	Salat, Quark, Frischkäse
Thymian	ähnlich wie Majoran	stabilisiert Magen und Nerven, schleimlösend	Gemüse-, Fisch- und Fleischgerichte
Zitronen-melisse	würzig, zitronenartig	gegen Kopfschmerzen, Übelkeit	Salat, Gemüsegerichte, Fischgerichte, Tee

Bei älteren Menschen nimmt jedoch die Geschmacks-Empfindung gegenüber Salz ab, daher verwenden viele Menschen mehr Salz als es empfohlen wird. Der bittere Geschmack wird zunächst von den meisten Kindern abgelehnt, ändert sich jedoch mit dem Alter. Säuren werden eher von Erwachsenen bevorzugt, während die Schleimhäute von Kindern und Senioren empfindlicher reagieren.

Geruch und Geschmack signalisieren häufig, ob ein Lebensmittel noch frisch ist. Ihre Wahrnehmung ist deswegen eine wichtige Funktion bei der Verhütung von Lebensmittelvergiftungen. Bei einigen Erkrankungen, wie z. B. Infektionen des Nasen-Rachen-Raumes, sind Wahrnehmungen von Geruch bzw. Geschmack gestört. Die Patienten haben dann keine Freude am Essen oder entwickeln sogar bei gesteigerter Wahrnehmung Abneigungen gegen bestimmte Lebensmittel.

MERKE

- Aroma- und Geschmacksstoffe sind für den Genuss von Lebensmitteln wichtig.

1.5 Süßigkeiten

Süßigkeiten gehören nicht zu den notwendigen Lebensmitteln und sind daher im Ernährungskreis nicht vertreten. Zucker und zuckerhaltige Lebensmittel können Karies (siehe 9.3) verursachen. Süßigkeiten verbergen viele Kalorien, führen also leicht zu Übergewicht, liefern aber keine wichtigen Nährstoffe. Leider arbeitet die Werbung oft mit irreführenden Aussagen. So werden Bonbons mit Vitaminen (siehe 3.4) angereichert, damit der Eindruck entsteht, sie seien gesund. Dabei wird vergessen, dass ein Bonbon zu 90 % aus Zucker besteht und die meisten Menschen bei ausgewogener Ernährung ausreichend mit Vitaminen versorgt sind. Wir Verbraucher sollten also Lebensmittel sehr kritisch betrachten, denn Werbung ist keine objektive Produktbeschreibung. Natürlich lässt sich auch etwas «Süßes» in eine vollwertige Ernährung integrieren. Wird es bewusst verzehrt, bereitet es Genuss und erzeugt kein schlechtes Gewissen.

MERKE

- Wenig Süßes naschen, denn zu süß kann schädlich sein!

1.6 Fast Food

Fast Food («Schnelles Essen») zwischendurch gehört für viele Menschen zur täglichen Ernährung. Dabei werden sehr unterschiedliche Lebensmittel verzehrt, vom Döner, über Pizza, Falaffel, Currywurst, Rohkostsalat bis zum Croissant. Wird bei dieser Zwischenverpflegung darauf geachtet, dass die Komponenten nicht zu kalorienreich (fett- und zuckerreich) sind und die sonstige Kost aus dem Ernährungskreis stammt, sind keine gesundheitlichen Beeinträchtigungen zu befürchten. Eine kleine Mahlzeit in der Cafeteria stellt auch für die Patienten eine angenehme Abwechslung dar, was die möglichen Qualitätsmängel der angebotenen Speisen (zu süß, zu salzig, zu fett) überwiegt. Allerdings gilt das nur für Patienten, die keine Diät einhalten müssen.

MERKE

- Auch beim Imbiss empfiehlt es sich, langsam zu essen, denn eine Sättigung tritt erst nach 15 minütigem Kauen ein!

1.7 «Light-Produkte»

In den letzten Jahren wurde in der Lebensmittel- und Genussmittelbranche ein neuer Begriff eingeführt, der dem modernen Lebensgefühl entsprechen sollte. Es entstanden scheinbar neue Produkte mit der Eigenschaft «light» (leicht). Da diese Bezeichnung gesetzlich nicht geschützt ist, kann sie sich auf unterschiedliche Eigenschaften beziehen.

Handelt es sich tatsächlich um Lebensmittel, die weniger Kalorien enthalten als vergleichbare Lebensmittel, dürfen sie die Bezeichnung «kalorienarm» bzw. «kalorienreduziert» führen. *Kalorienarme* Lebensmittel dürfen nicht mehr als 50 kcal in 100 g verzehrsfertiger Portion enthalten; Getränke, Suppen und Brühen nicht mehr als 20 kcal pro 100 ml. *Kalorienreduzierte* Lebensmittel müssen 30 % weniger Energie liefern als vergleichbare Lebensmittel.

Damit diese Lebensmittel geschmacklich von den Verbrauchern akzeptiert werden, enthalten sie Zusatzstoffe wie *Zuckeraustausch-* bzw. *Süßstoffe, Fettaustausch-* bzw. *Fettersatzstoffe, Quellstoffe* und häufig reichlich Kochsalz.

Zuckeraustauschstoffe liefern etwa genauso viel Kalorien wie Zucker. Zu ihnen gehören der Fruchtzucker sowie die Zuckeralkohole Sorbit, Isomalt, Mannit, Lactit und Xylit, die abführend wirken. **Süßstoffe** gelten als kalorienfrei; zurzeit sind folgende Stoffe gesetzlich zugelassen: Acesulfam, Aspartam, Cyclamat, Neohesperidin DC, Saccharin und Thaumatin. Gegen den dosierten Gebrauch von Zuckeraustausch- und Süßstoffen bestehen keine gesundheitlichen Bedenken.

Fettaustauschstoffe werden aus Kohlenhydraten oder Eiweißen gewonnen; sie enthalten etwa halb so viel Kalorien wie die fettreicheren Lebensmittel und gelten als gesundheitlich unbedenklich. Bei den **Fettersatzstoffen** handelt es sich um synthetisch hergestellte Stoffe, die ähnliche Eigenschaften wie natürliche Fette besitzen, jedoch nicht abgebaut werden können. Sie liefern zwar keine Kalorien, ziehen jedoch eine Reihe unerwünschter Nebenwirkungen nach sich, wie z. B. der in den Vereinigten Staaten bereits zugelassene Stoff *Olestra:* Er kann weder von Verdauungsenzymen noch von Mikroorganismen abgebaut werden. Daraus folgen mangelnde Resorption fettlöslicher Stoffe, Bauchkrämpfe und nicht steuerbarer Austritt von Kot.

Diese Produkte zielen insbesondere auf unseren Wunsch nach einer schlanken Figur ab. Sie erwecken die Vorstellung vom Genuss ohne Reue, vom Weiteressen und dabei Abnehmen. Die Erfahrung zeigt jedoch, dass diese Lebensmittel nicht zu einer Gewichtsreduktion führen. Die preiswertesten und gesündesten «Light-Produkte» sind Gemüse, Obst, Fisch, mageres Fleisch sowie fettarme Milchprodukte.

1.8 Ökologischer Landbau

Seit Beginn der siebziger Jahre erlebte der ökologische Landbau einen enormen Zuwachs, da Verbraucher und Erzeuger mit der üblichen Produktion von Lebensmitteln unzufrieden waren. Sie wollten eine Alternative zu dem Anbau schaffen, bei dem synthetische Düngemittel und Pflanzenbehandlungsmittel in großen Mengen eingesetzt werden. Damit «ökologisch erzeugte» Lebensmittel gewisse Standards erfüllen, wurde für die Europäische Gemeinschaft die EG-Öko-Kennzeichnungs-Verordnung geschaffen. Danach dürfen nur Lebensmittel die Bezeichnung «Ökologische Agrarwirtschaft – EWG-Kontrollsystem», «biologisch», «ökologisch», «alternativ» oder «naturnah» tragen, die nach dieser Verordnung erzeugt wurden. Hier wird vorgegeben, welche Düngemittel, Pflanzenbehandlungsmittel und welche Zutaten erlaubt sind. Die Verbände des ökologischen Landbaus, wie «DEMETER», «BIOLAND», «BIOKREIS», «NATURLAND» und «ANOG» produzieren bereits seit Jahren nach strengeren Richtlinien. Sie verzichten auf synthetische, leicht lösliche Mineraldünger, z. B. Nitrat, und chemisch-synthetische Pflanzenschutzmittel und halten Tiere artgerecht. Ökologisch erzeugte Lebensmittel können direkt beim Bauern, in Naturkostläden und Reformhäusern, auf Wochenmärkten oder auch in Supermärkten erworben werden. Sie sind ein wichtiger Betrag zum Umweltschutz (10).

1.9 Tageskostplan

Tab. 1.2 gibt einen Tageskostplan wieder.

Tab. 1.2: **Tagesempfehlung für einen Erwachsenen (etwa 2300 kcal)**

Lebensmittel	Mengenbeispiel	Verzehrsmenge/Tag
Brot	280 g	an Stelle 100 g Brot → 70 g Flocken 1 Essl. Flocken = 10 g
Kartoffeln	200 g	an Stelle 100 g Kartoffeln 17 g Reis, 17 g Nudeln oder 20 g Hülsenfrüchte (getrocknet)
Gemüse	300 g	1 Möhre = 100 g
Obst	250 g	1 Apfel = 100–200 g
Milch	0,25 Liter und 2–3 Scheiben Käse	100 ml Milch = 15 g Käse
Fisch	1–2 × pro Woche 200 g Seefisch	
Fleisch	2–3 × pro Woche 100 g	1 kl. Schnitzel = 100 g
Eier	2–3 pro Woche	
Pflanzenfett	30 g	Esslöffel Butter = 12 g Butter, Pflanzenmargarine
Getränke	1,5 Liter	
Luxuskonsum	1 × am Tag entweder 1 Stück Kuchen oder 4 Kekse oder 2 Riegel Schokolade oder 4 kleine Kugeln Eis	

1.10 Verteilung der Tageskost

Für den menschlichen Körper sind fünf kleine Mahlzeiten am bekömmlichsten. Wohlschmeckende Mahlzeiten bringen Abwechslung in den Alltag, vor allem in den Krankenhausalltag. Die Leistungsbereitschaft und das körperliche Wohlbefinden lässt sich durch einen geeigneten Energienachschub steigern. Kohlenhydrate strömen stetig ins Blut, und «Heißhungerattacken» werden vermieden. Einen Vorschlag für die Energieverteilung in Prozent der täglichen Gesamtkalorien gibt Tab. 1.3.

Tab. 1.3: **Energieverteilung in Prozent der täglichen Gesamtkalorien**

1. Erstes Frühstück	15%
2. Zweites Frühstück	10%
3. Mittagessen	35%
4. Vesper	10%
5. Abendessen	30%

MERKE

- Die tägliche Kost auf fünf kleine Mahlzeiten verteilen!

1.11 Hunger und Sättigung

Gerade in einer Zeit mit reichlichem Nahrungsangebot fällt es vielen Menschen schwer, zu unterscheiden, ob sie Hunger oder lediglich Appetit verspüren. In unserem Sprachgebrauch verwischen sich beide Begriffe. Das Auftreten von Hunger lässt auf einen Bedarf schließen, d. h. der Körper benötigt Nahrung. Appetit entspricht dagegen eher einem Bedürfnis bzw. einem Verlangen, wobei keine echte Mangelsituation vorliegen muss. Häufig richtet sich das Verlangen auf ein ganz bestimmtes Lebensmittel. Andererseits wird gerade von kranken Menschen gesagt, dass sie unter Appetitmangel leiden, wenn bereits fehlender Hunger vorliegt. Appetit wird besonders durch den Geschmacks-, Geruchs- und Sehsinn beeinflusst. Menschen reagieren unterschiedlich empfindlich auf diese Reize, wodurch dann auch das Essverhalten bestimmt wird. Erfahrungsgemäß nimmt der Appetit auf eine Speise ab, je länger von ihr gegessen wird. Wird dann die Geschmacksrichtung gewechselt, z. B. erst süß, dann salzig, so wird das Verlangen nach weiterem Essen gesteigert. Dieser Mechanismus kann bei Appetitmangel genutzt werden (siehe 10.3).

Die genauen Mechanismen der *Regulierung der Nahrungsaufnahme* sind bisher nicht geklärt. Psychosoziale Aspekte prägen das Ernährungsverhalten stark und überdecken die innere Steuerung. Normalerweise gleichen sich Nahrungsbedarf und Nahrungsaufnahme aus. Da dieses System jedoch leicht gestört wird (siehe 10.3, 10.5), sind genaue Kenntnisse notwendig. Die Nahrungsaufnahme wird zum einen durch den Hypothalamus kontrolliert. Von hieraus im Zwischenhirn werden Neurotransmitter und Hormone gesteuert. Tierversuche identifizierten den ventromedialen Hypothalamus als Sättigungszentrum. Er zeigt an, wenn der Körper genug Nahrung aufgenommen hat. Der laterale Hypothalamus hingegen gilt als Hungerzentrum, das Mangelsituationen registriert. Vermutlich sind weitere Regionen des Gehirns an der Regulierung der Ernährung beteiligt. Neurotransmitter wie Noradrenalin, Adrenalin, Dopamin und Serotonin sowie die Hormone Insulin und Glucagon wirken auf die entsprechenden Zentren im Hirn. Sexualhormone und Wachstumshormone beeinflussen den Appetit. Rezeptoren, die sich im Verdauungstrakt befinden, bestimmen ebenfalls das Hunger- und Sättigungsgefühl. Es wurden folgende Theorien entwickelt, die Hunger und Sättigung erklären sollen:

Theorie 1: Versuche belegen, dass sich die meisten Menschen erst nach einer Mahlzeit, die mindestens 15 Minuten dauert, oral gesättigt fühlen. Ist der Kontakt der Nahrung mit dem Verdauungstrakt zu kurz, kann das eine erhöhte Nahrungsaufnahme hervorrufen. Ballaststoffhaltige Lebenmittel müssen sorgfältig gekaut werden, damit bleibt die Nahrung länger im Mund und die «orale Sättigung» wird gefördert. Zusätzlich wird ein größeres Volumen an Speisebrei aufgenommen, was wiederum im Magen-Darmtrakt zur Sättigung führt.

Theorie 2: Für die Nahrungszufuhr ist der Wärmebedarf verantwortlich. Wenn der Körper nicht mehr genug Energie zur Wärmebildung hat, beginnt der Hunger.

Theorie 3: Der sinkende Blutzucker reguliert die Nahrungsaufnahme. Wenn im arteriellen Blut nur gering höhere Zuckermengen als im venösen Blut gelöst sind, tritt Hunger ein. Es wird angenommen, dass Rezeptoren im ventromedialen Hypothalamus die Veränderungen registrieren.

Theorie 4: Fehlende Aminosäuren werden für den Hunger verantwortlich gemacht. Rezeptoren für diesen Mechanismus werden im Gehirn vermutet.

Theorie 5: Eine Steuerung soll über die Körperfettmenge erfolgen. Freigesetzte Fettsäuren im Blut könnten über entsprechende Rezeptoren einen Fettabbau anzeigen. Dieser Mechanismus reguliert das Körpergewicht über einen längeren Zeitraum. Der Körper steuert ein bestimmtes Gewicht, und zwar sein «Wohlfühlgewicht» («set point»), an. Wurden nach einer Fastenzeit die Fettspeicher geleert, so werden sie durch entsprechende Mechanismen wieder gefüllt (27).

Theorie 6: Im Tierversuch wurde das «obese» Gen entdeckt, das den Stoff Leptin freisetzt. Leptin informiert das Gehirn über die Fettspeicher und reguliert dabei die Nahrungsaufnahme. Bei Menschen mit Adipositas konnte eine Resistenz (Unempfindlichkeit) gegen körpereigenes Leptin festgestellt werden, die Ursache dafür wurde bisher nicht geklärt.

TESTFRAGEN

Aufbau einer vollwertigen Ernährung

1. Warum soll Vollkornbrot dem Weißbrot vorgezogen werden?
2. Welcher Mineralstoff wird hauptsächlich über Milch und Milchprodukte aufgenommen?
3. Kann eine vollwertige Ernährung auf Fett verzichten?
4. Welche Lebensmittel können Sie Eltern empfehlen, die ihren Kindern etwas ins Krankenhaus mitbringen möchten?
5. Warum sollen Kinder nicht mit Süßigkeiten belohnt werden?
6. Müssen teure «Light-Produkte» gekauft werden, um abzunehmen?

2 Energie- und Baustoffe

LERNZIELE

- Bedeutung der Energie- und Baustoffe innerhalb einer ausgewogenen Ernährung verstehen.
- Den täglichen Bedarf an Energie- und Baustoffen abschätzen können.

Energieliefernde Nährstoffe sind die Bestandteile unserer Nahrung, die bei ihrem Abbau dem Körper Energie (Kalorien) zur Verfügung stellen. Diese Nährstoffe sind Kohlenhydrate, Eiweiße und Fette. Die täglich aufgenommene Energie sollte zu 55% über Kohlenhydrate, zu 15% über Eiweiße und zu 30% über Fette gedeckt werden (Abb. 2.1) (13, 27).

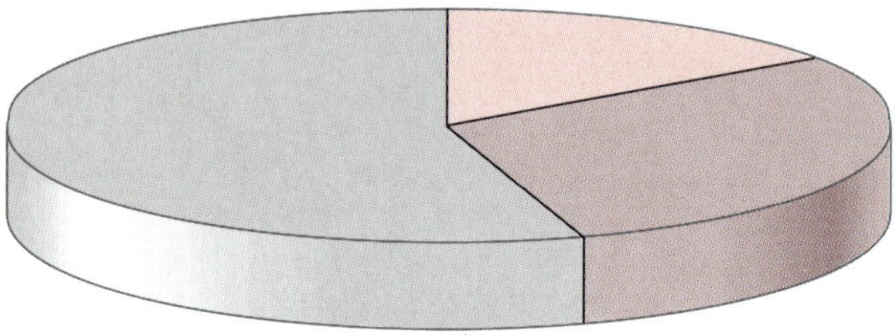

Abb. 2.1: **Anteil der Nährstoffe an der Energiezufuhr**

2.1 Kohlenhydrate

Aufbau: Kohlenhydrate (Tab. 2.1) setzen sich aus einer unterschiedlichen Anzahl von Zuckern (Saccharide) zusammen. Die Zuckermoleküle enthalten die Atome Kohlenstoff (C), Wasserstoff (H) und Sauerstoff (O). Sie bilden eine Ringstruktur mit der Summenformel $C_nH_{2n}O_n$. Für die Ernährung spielt die Anzahl der Zuckermoleküle und ihre Bindungsart innerhalb der Kette eine wichtige Rolle. Daher lassen sich drei unterschiedliche Arten von Kohlenhydraten unterscheiden: *Monosaccharide* (Einfachzucker) und *Disaccharide* (Zweifachzucker) sowie aufspaltbare und nicht-aufspaltbare *Polysaccharide* (Vielfachzucker).

Aufgaben: Kohlenhydrate erfüllen verschiedene Aufgaben. Zu ihnen zählen:

1. Glucose stellt Energie, insbesondere für Gehirnzellen, Erythrozyten und Nierenmark, bereit.
2. Kohlenhydrate verhindern eine Ketoazidose (Absinken des pH-Wertes), die bei reinem Fettabbau entstehen kann. Daher sollten täglich mindestens 100 g Kohlenhydrate verzehrt werden.

3. Kohlenhydrate halten den Elektrolyt- und Wasserhaushalt (Natrium-Glucose-Resorption) aufrecht.
4. Die nicht-aufspaltbaren Polysaccharide (Ballaststoffe)
   - sättigen,
   - fördern das Kauen,
   - regen die Verdauung an und verhindern damit Verstopfung (Obstipation),
   - binden Gallensäure und senken damit den Cholesterinspiegel,
   - verhindern einen zu schnellen Glucosetransport durch die Darmwand und lassen den Blutzuckerspiegel langsamer ansteigen (insbesondere lösliche Ballaststoffe, z. B. Pektin),
   - verhindern vermutlich Dickdarmkrebs.

Tab. 2.1: **Kohlenhydrate**

Kohlenhydrate	Name	Vorkommen	Aufnahme ins Blut	Kariogenität
Einfachzucker (Monosaccharide)	Dextrose Traubenzucker (Glucose)	Süßigkeiten Obst, Obstsäfte Honig	schnell	stark
	Fruchtzucker (Fructose)	Obst, Obstsäfte Diabetikerkost	schnell	stark
	Schleimzucker (Galactose)	Milch	schnell	stark
Zweifachzucker (Disaccharide)	Rübenzucker Rohrzucker weißer Zucker (Saccharose)	Süßigkeiten Zuckerrübe Zuckerrohr	wird schnell in Einfachzucker gespalten	stark
	Milchzucker (Lactose)	Milch Süßigkeiten	wird schnell durch Lactase (Enzym) in Einfachzucker gespalten	stark
	Malzzucker (Maltose)	Süßigkeiten Bier	wird schnell in Glucose gespalten	stark
Vielfachzucker (Polysaccharide)	Stärke	Getreide Kartoffeln Gemüse Hülsenfrüchte	langsamer Abbau zu Glukose	nicht
	Glykogen	Muskelfleisch	langsamer Abbau zu Glukose	nicht
Ballaststoffe	Cellulose Pektin	Vollkorn Gemüse Hülsenfrüchte	wird nicht durch menschliche Verdauungsenzyme abgebaut	nicht

Mangel: Bei einer Ernährung ohne Kohlenhydrate wird der Stoffwechsel stark verändert und der Mineral- und Wasserhaushalt gestört. Damit der Mindestbedarf der Organe an Glucose gedeckt wird, werden dafür geeignete (glukoplastischen) Aminosäuren zu Glucose umgewandelt. Dies wiederum vermindert den Eiweißbestand. Da jetzt Fett zur Energiegewinnung abgebaut wird, die Verbrennung aber ohne Glucose nicht vollständig abläuft, reichern sich Ketonkörper an. Sie können den pH-Wert des Blutes absenken (Ketoacidose). Fehlen dem Körper Ballaststoffe, so entstehen leicht Verstopfungen.

Überversorgung: Eine einseitige Bevorzugung von isolierten Zuckern fördert Karies (siehe 9.3). Die im Mund befindlichen Mikroorganismen bauen Zucker zu Säuren ab, die wiederum den Zahnschmelz angreifen. Außerdem gelangen diese Zucker sehr schnell ins Blut, die Bauchspeicheldrüse liefert nun vermehrt Insulin, wodurch der Blutzuckerspiegel rasch absinkt. Die Zellen erhalten zunächst viel Zucker, später wenig (Unterzuckerung). Das beeinträchtigt besonders bei empfindlichen Menschen (Kinder) das Wohlbefinden, führt zu Kopfschmerzen und Konzentrationsstörungen. Abb. 2.2 veranschaulicht

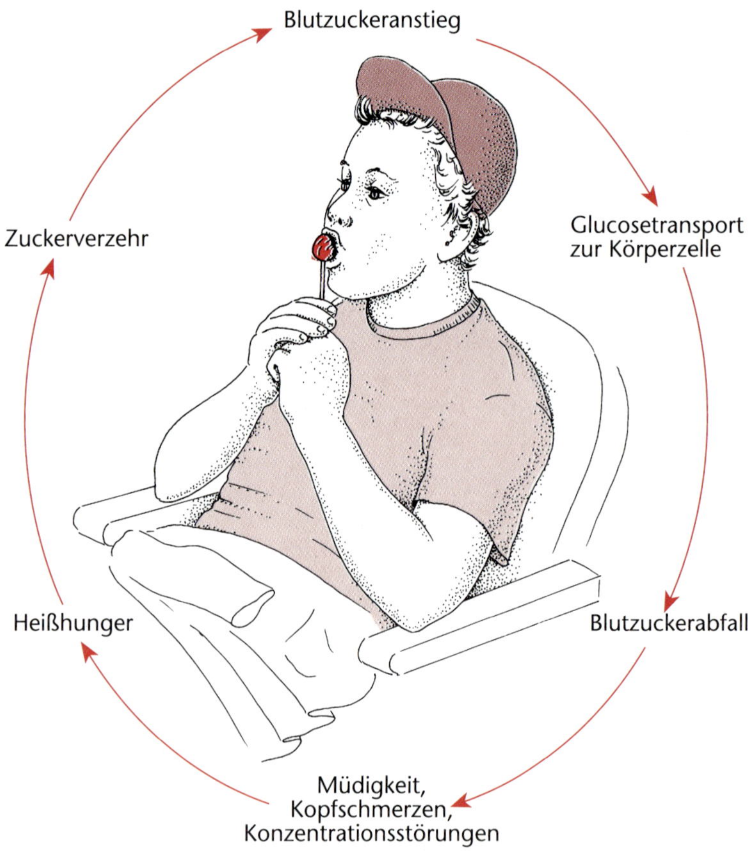

Abb. 2.2: **Teufelskreis Zucker**

diese Vorgänge. In Deutschland werden durchschnittlich 100 g Zucker pro Person und Tag verzehrt. Das ist zu einseitig, zumal die meisten zuckerreichen Lebensmittel (Süßigkeiten) keine nennenswerten Nährstoffe, Vitamine oder Mineralstoffe liefern. Ißt der Mensch mehr Kohlenhydrate als er verbrennt, werden sie als Fett gespeichert. Der Zuckergehalt einiger Lebensmittel ist in Tab. 2.2 wiedergegeben.

Tab. 2.2: **Zuckergehalt einiger Lebensmittel**

Lebensmittel	Zuckergehalt in g/100g
Eiscreme	21
Limonade	12
Fruchtjoghurt	14
Tomatenketchup	20
Fruchteis	29
Schokolade	54
Marzipan	57
Nuß-Nougatcreme	58
Honig	75
Bonbons	97

Nach: Deutsche Forschungsanstalt für Lebensmittelchemie, Der kleine Souci-Fachmann-Kraut, Stuttgart 1991

Empfehlung: Der tägliche Mindestbedarf liegt bei 100 g verdaulicher Kohlenhydrate. Eine ausgewogene Mischkost besteht zum größten Teil aus Polysacchariden mit 30 g Ballaststoffen pro Tag. Somit stammen dann 55 % der Energie aus Kohlenhydraten. Der Bundesbürger nimmt hingegen durchschnittlich etwa 40% der Energie als Kohlenhydrate auf und bevorzugt dabei Mono- und Disaccharide, die eher gemieden werden sollten (13, 27).

2.1.1 Mono- und Disaccharide

Die Mono- und Disaccharide bestehen aus einem oder zwei Molekülen. Sie schmecken süß, weshalb viele Menschen diese kurzkettigen Kohlenhydrate bevorzugen. Leider schädigen sie bei übermäßigem Genuss unseren Körper (siehe Überversorgung). Da die meisten Zucker, mit Ausnahme begrenzter Mengen Fructose, mit Hilfe des Insulins aus dem Blut geschleust werden, sind sie für den Diabetiker problematisch. Dies trifft auch für sogenannte «alternative» Süßungsmittel, wie Honig, Sirup etc., zu. Eine Sonderstellung nimmt Obst ein, das zwar auch Mono- und Disaccharide enthält, den Organismus darüber hinaus aber auch mit Ballaststoffen, Vitaminen und Mineralstoffen versorgt.

2.1.2 Aufspaltbare Polysaccharide

Die aufspaltbaren Polysaccharide Stärke und Glykogen bestehen aus langen Ketten von Glucosemolekülen. Die menschlichen Verdauungsenzyme des Darmtraktes knacken diese Ketten auf, Glucose strömt langsam und kontinuierlich ins Blut und versorgt die Zellen mit Energie. Aufspaltbare und nicht-aufspaltbare Polysaccharide (Ballaststoffe), wie sie in Vollkorngetreide, Hülsenfrüchten und Gemüse enthalten sind, sollten in der Ernährung bevorzugt werden. Sie liefern dem Körper Energie und sind auch für Diabetiker besser als Mono- und Disaccharide geeignet. Außerdem erzeugen sie keine Karies.

2.1.3 Nicht-aufspaltbare Polysaccharide (Ballaststoffe)

Die nicht-aufspaltbaren Vielfachzucker werden auch Ballaststoffe genannt. Sie bestehen ebenfalls aus Glucoseketten, die jedoch nicht von den menschlichen Verdauungsenzymen getrennt werden können. Mikroorganismen im Darm bauen einige von ihnen ab. Daher liefern diese Polysaccharide kaum Energie. Zu ihnen gehören Zellulose, Hemizellulose und Pektin. Sie sind in Gemüse, Obst, Vollkorngetreide und Hülstenfrüchte enthalten. Insbesondere das Quellvermögen einiger Ballaststoffe ist für die oben genannten Funktionen verantwortlich. Wegen der positiven Eigenschaften sollten reichlich Ballaststoffe in der Ernährung enthalten sein, und zwar 30 g täglich. Eine ballaststoffreiche Kost kann gelegentlich zu Blähungen führen. Das ist ganz natürlich und erklärt sich aus dem mikrobiellen Abbau, bei dem Gase gebildet werden. Lediglich in der Leichten Vollkost werden schwerverdauliche, ballaststoffreiche Lebensmittel gemieden.

MERKE

- 1 g verwertbare Kohlenhydrate enthalten 4,1 kcal (Kilokalorien) bzw. 17 kJ (Kilojoule).
- Monosaccharide und Disaccharide meiden, statt dessen Polysaccharide verzehren!

2.2 Eiweiße

Aufbau: Eiweiße (Proteine) setzen sich aus etwa 20 verschiedenen Aminosäuren zusammen. Es sind hochmolekulare Stoffe mit einer artspezifischen Aminosäurekette (Primärstruktur) in einer unterschiedlichen räumliche Gestalt (Sekundär-, Tertiär- und Quartärstruktur). Bei der Verdauung werden Eiweiße zunächst zu Peptiden und dann zu Aminosäuren abgebaut. Aminosäuren wiederum bestehen aus Kohlenstoff (C), Wasserstoff (H), Sauerstoff (O) und Stickstoff (N), gelegentlich auch Schwefel (S). Acht Aminosäuren, die sogenannten **essenziellen** Aminosäuren (Tab. 2.3), müssen mit der Nah-

Tab. 2.3: **Essenzielle Aminosäuren**

essenzielle Aminosäuren	semiessenzielle Aminosäuren
Isoleucin	Arginin
Leucin	Histidin
Lysin	
Methionin	
Phenylalanin	
Threonin	
Tryptophan	
Valin	

rung aufgenommen werden. Sie werden vom menschlichen Körper nicht synthetisiert. Zwei Aminosäuren gelten als **semiessenziell** und müssen in bestimmten Situationen, z. B. im Säuglingsalter, mit der Nahrung aufgenommen werden.

Aufgaben: Aminosäuren erfüllen verschiedene Aufgaben. Zu ihnen zählen:

1. Der menschliche Körper baut aus den aufgenommenen Aminosäuren entsprechend der Information der Erbsubstanz (DNA) in der Proteinbiosynthese seine eigenen Eiweiße auf. Diese werden benötigt für den Bau von:
   - Zellen und Geweben,
   - Enzymen und Hormonen,
   - Plasmaproteinen zum Transport von z. B. Fetten,
   - Plasmaproteinen, z. B. Albumin,
   - Strukturproteinen, z. B. Keratin,
   - kontraktilen Proteinen im Muskelgewebe,
   - Immunglobulinen.
2. Einige Aminosäuren (glukoplastische Aminosäuren) können zu Glucose umgewandelt werden.
3. Eiweiße können ebenso wie Kohlenhydrate und Fette zur Energiegewinnung herangezogen werden. Allerdings sollte das nur ausnahmsweise geschehen, da Eiweiße sehr kompliziert über die Leber abgebaut und als Harnstoff über die Nieren ausgeschieden werden.

Die Qualität des Nahrungseiweißes wird danach beurteilt, wie gut es in menschliches Eiweiß umgebaut werden kann. Das hängt von seiner Verdaulichkeit sowie der Art und Menge der im Eiweiß enthaltenen Aminosäuren ab. Hierfür wurde der Begriff **biologische Wertigkeit** geprägt. Sie gibt an, in welchem Umfang der Körperbedarf gedeckt werden kann. Tierisches Eiweiß hat in der Regel eine höhere biologische Wertigkeit als pflanzliches Eiweiß, liefert allerdings gleichzeitig Fett, Cholesterin und Purine. Wird pflanzliches Eiweiß gut kombiniert, erhöht sich seine biologische Wertigkeit. So versorgt diese vegetarische Kost den Körper mit allen wichtigen Aminosäuren. Die biologischen Wertigkeiten ausgewählter Lebensmittel sind in Tab. 2.4 angegeben.

Tab. 2.4: **Biologische Wertigkeit**

Lebensmittel	biologische Wertigkeit: einzeln	biologische Wertigkeit: kombiniert
Vollei	100	
Kuhmilch	86	
Soja	84	
Reis	83	
Vollei und Kartoffeln		137
Vollei und Weizen		118
Bohnen und Mais		101

Nach: Kasper, H., Ernährungsmedizin und Diätetik, München 1991, S. 360

Mangel: Ein Eiweißmangel führt schnell zu einer Abnahme der Proteine, vor allem der Albumine, im Blut (Hypoproteinämie). Dadurch sinkt der osmotische Druck. Eine interstitielle Wasseransammlung folgt, was wiederum Ödeme erzeugt. Reicht die Immunabwehr nicht aus, so steigt die Infektanfälligkeit. Wenn dem Körper wichtige Aminosäuren fehlen, kommt es zu Wachstumstörungen bei Kindern, Muskelschwäche, Apathien, Anämien, verminderter Fruchtbarkeit und unzureichender Kollagenbildung.

Überversorgung: In den westlichen Industrieländern wird wesentlich mehr Eiweiß verzehrt als empfohlen. Da eiweißreiche Lebensmittel in der Regel viel Fett, Cholesterin und Purine enthalten, werden diese unerwünschten Stoffe gleichzeitig aufgenommen. Außerdem ist die Produktion tierischen Eiweißes sehr teuer, energieaufwändig und umweltbelastend. Zusätzlich wird ein Zusammenhang zwischen zu hoher Eiweißaufnahme und Nierenfunktionsstörungen diskutiert.

Empfehlung: Der Eiweißbedarf lässt sich experimentell ermitteln. Dazu wird gemessen, wie viel g Eiweiß pro kg Körpergewicht und Tag gerade noch ausreichen, damit die ausgeschiedene Menge an Stickstoff ersetzt wird. Der Eiweißbedarf hängt von der Wachstumsphase ab. So benötigt ein Neugeborenes dreimal so viel Eiweiß wie ein Erwachsener. Der Bedarf erhöht sich während Schwangerschaft und Stillzeit, bei Körperverletzungen, insbesondere Verbrennungen, bei Stress (nach Operationen) und schwerer körperlicher Arbeit (Tab. 2.5) (13, 27).

Tab. 2.5: **Eiweißbedarf in g/kg Körpergewicht pro Tag**

Neugeborenes	2,2
Erwachsener	0,8
Schwangere (ab 4. Monat)	0,8 plus 10 g Zulage
Stillende	0,8 plus 15 g Zulage

MERKE

- 1 g Eiweiß enthält 4,1 kcal (Kilokalorien) bzw. 17 kJ (Kilojoule)!
- Ein 70 kg schwerer Mensch kann seinen Eiweißbedarf durch ein Ei und acht Kartoffeln decken (25 g hochwertiges Eiweiß)!
- Ein Erwachsener benötigt 0,8 g Eiweiß/kg Körpergewicht und Tag!
- Pflanzliche Eiweißträger wie Hülsenfrüchte, Kartoffeln und Getreide bevorzugen, da sie frei von tierischem Fett und Cholesterin sind!

2.2.1 Purine

Purine sind die Bausteine der Nukleinsäuren. Sie werden vom menschlichen Körper selbst gebildet und sind daher nicht essenziell. Haut und Innereien tierischer Lebensmittel enthalten viele Purine. Sie werden zu Harnsäure abgebaut und über die Nieren ausgeschieden. Sind die Nieren jedoch durch ein Überangebot überfordert, reichert sich die Harnsäure im Körper an, und Harnsäurekri alle können dann einen Gichtanfall auslösen (siehe 10.8). Damit sich die Harnsäuremenge gar nicht erst dramatisch erhöht, empfiehlt die vollwertige Ernährung eine purinarme Ernährung (16, 30). Über die Harnsäurebildung durch verschiedene Lebensmittel informiert Tab. 2.6.

Tab. 2.6: **Harnsäurebildung durch Lebensmittel**

Kategorie	Lebensmittel	Harnsäure in mg/100 g (essbarer Anteil)
keine/wenig Harnsäure	Milch, Buttermilch, Joghurt	0
	Emmentaler	3
	Ei	5
	Kürbis	7
	Paprika	10
	Kartoffel	15
	Apfel	15
	Vollkornbrot, Weißbrot	60–40
mittlere Harnsäuremenge	Schollenfilet ohne Haut	130
	Bierschinken	80
	Muskelfleisch (Rind, Schwein, Huhn, Wild) ohne Haut	140–170
	Erbsen	150
hohe Harnsäure-konzentration	Forelle mit Haut	200
	Hering mit Haut	320
	Sprotten	500
	Grillhähnchen mit Haut	240
	Leber	360–300
	Niere	250–200
	Kalbsbries	900

Nach: Deutsche Gesellschaft für Ernährung, Essen und Trinken bei Gicht, Frankfurt a. Main 1993

2.3 Fette

Aufbau: Fette (Triglyceride, Lipide) bestehen aus einem dreiwertigen Alkohol, dem Glycerin, und drei Fettsäuren. Die Elemente sind Kohlenstoff (C), Wasserstoff (H) und Sauerstoff (O). Der Aufbau der Fettsäuren ist für ihre Eigenschaften und die des Fettes sehr bedeutend. Unterscheidungsmerkmale sind:

1. Die **Kettenlänge (**Anzahl der C-Atome), die die jeweilige Fettsäure enthält. Bis zu 4 C-Atome gelten als kurzkettig, 6–12 C-Atome als mittelkettig, mehr als 12 C-Atome als langkettig. Die meisten natürlichen Fettsäuren sind langkettig. Die Kettenlänge spielt bei der Verdauung eine Rolle. So werden kurz- und mittelkettige Fettsäuren direkt über die Pfortader zur Leber transportiert, während die langkettigen Fettsäuren aufgrund ihrer schlechten Wasserlöslichkeit mit Galle emulgiert und über die Lymphgefäße weitergeleitet werden müssen. Daher werden bei einigen Erkrankungen des Magen-Darm-Traktes MCT-Fette an Stelle natürlicher Fette in die Kost integriert (siehe 10.11). Diese MCT-Fette sind speziell hergestellte Fette mit mittlerer Kettenlänge.
2. Der **Sättigungsgrad der C-Atome** mit Wasserstoff. Sind alle C-Atome der Fettsäure mit H-Atomen besetzt ($-CH_2-CH_2-$), so bestehen keine Doppelbindungen. Es liegt eine **gesättigte** Fettsäure vor. Enthält die Fettsäure eine Doppelbindung ($-CH=CH-$), handelt es sich um eine **einfach ungesättigte** Fettsäure, auch Monoenfettsäure genannt. Fettsäuren mit mehr als zwei Doppelbindungen heißen **mehrfach ungesättigte** Fettsäuren bzw. Polyenfettsäuren. Dazu zählen die essenziellen (lebensnotwendigen) Fettsäuren, die Linolsäure und die Linolensäure. Vereinfacht gilt, dass tierische Fette (Fleisch, Wurst, Milchprodukte etc.) eher **gesättigte** Fettsäuren enthalten und pflanzliche Fette (Sonnenblumenkern-, Haselnuss-, Mandel-, Maiskeimöl etc.) **mehrfach ungesättigte** Fettsäuren. Da die ungesättigten Fettsäuren bei Zimmertemperatur flüssig sind, werden sie teilweise gehärtet. Dabei können dann trans-Fettsäuren entstehen, die genauso wie gesättigte Fette als ungünstig für die Blutgefäße gelten (siehe 10.7.2).

Aufgaben: Fette erfüllen sehr unterschiedliche Aufgaben. Zu diesen zählen:

- Fett ist ein bedeutender Energielieferant, denn es liefert doppelt so viel Kalorien wie Kohlenhydrate oder Eiweiß.
- Essenzielle Fettsäuren bilden die Ausgangssubstanz für andere Verbindungen, z. B. für Prostaglandine, die als Hormone den Blutdruck regulieren und bei Entzündungsprozessen eine Rolle spielen.
- Essenzielle Fettsäuren sind wichtige Bestandteile zahlreicher Organe, insbesondere der Membranen.
- Essenzielle Fettsäuren steuern biochemische Vorgänge.
- Fette sind Träger von fettlöslichen Vitaminen bzw. erleichtern ihre Aufnahme.
- Fett verleiht dem Essen einen angenehmen Geschmack.
- Fett bildet unter der Haut eine Wärmeisolierschicht.
- Fett schützt bewegliche Organe, wie Niere und Augapfel.

Mangel: Ein Mangel an essenziellen Fettsäuren verändert die Lipidstruktur zahlreicher Organe. Im Tierversuch traten vermindertes Wachstum, Hautveränderungen, Nierenschäden, gestörte Wasserbilanz, erhöhter Grundumsatz, erhöhte Infektanfälligkeit sowie verzögerte Wundheilung und verminderte Bildung von Prostaglandinen auf. Da fettlösliche Vitamine bevorzugt mit Fett aufgenommen werden, führt ein Fettmangel auch zu einer Unterversorgung mit diesen Vitaminen.

Überversorgung: Ein zu hoher Fettkonsum führt zu folgenden Beeinträchtigungen der Gesundheit:

- Fett führt wegen seines hohen Energiegehaltes und seines angenehmen Geschmacks bei übermäßigem Verzehr zu Übergewicht. Übergewicht wiederum gilt als Risikofaktor für eine Reihe Erkrankungen (siehe 10.1, 10.4).
- Wissenschaftliche Studien belegen einen Zusammenhang zwischen der Art und Menge des verzehrten Fettes und Herz-Kreislauf-Erkrankungen. So lässt ein hoher Verzehr gesättigter Fettsäuren, wie sie in tierischen Fetten vorkommen, die Serumcholesterinkonzentration ansteigen, was wiederum als Risikofaktor für die Arteriosklerose (Arterienverkalkung) gilt (siehe 10.7.2). Ungesättigte Fettsäuren, wie sie hauptsächlich in pflanzlichen Fetten vorkommen, senken eher den Cholesterinspiegel. Auch den hoch ungesättigten Fettsäuren wird eine positive Wirkung bei Herz- Kreislauferkrankungen zugeschrieben, sie sind in Fischen enthalten.
- Tierische Fette werden in der Regel von Cholesterin (siehe 2.3.1) begleitet, das wiederum die Arteriosklerose fördert. So nimmt man automatisch mit einer Kost, die reich an tierischen Fetten ist, viel Cholesterin auf.

Zahlreiche Lebensmittel enthalten versteckte, d. h. nicht als Fettpartikel sichtbare Fette. Sie sind in Tab. 2.7 angegeben.

Tab. 2.7: **Versteckte Fette in Lebensmitteln**

Lebensmittel	Fettgehalt g/100 g
Schlagsahne	32
Edamer 40% Fett i. Tr.*	23
Camembert 50% Fett i. Tr.	26
Wiener Würstchen	24
Leberwurst	40
Mettwurst	45
Salami	50
Butterkeks	11
Schokolade	32

* i. Tr. = in der Trockenmasse, bedeutet: Lebensmittel ohne Wasser
Nach: Deutsche Forschungsanstalt für Lebensmittelchemie, Der kleine Souci-Fachmann-Kraut, Stuttgart 1991

Empfehlung: Es wird empfohlen, täglich 30 % der Energie in Form von Fett aufzunehmen. Das sind z. B. bei einer Kost mit 2100 kcal 70 g Fett, worin 10 g Linolsäure enthalten sein sollen. Fett wird zur Hälfte sichtbar als Öl, Streichfett etc. und zur Hälfte als verstecktes Fett, z. B. in Wurst und Schokolade, verzehrt. Die durchschnittliche Kost in Deutschland enthält wesentlich mehr Fett, und zwar 140 g pro Tag. Die unterschiedliche Verwendung der Fettarten gibt Tab. 2.8 wieder.

Tab. 2.8: **Fettarten und ihre Verwendung**

Fettart	Dünsten 100 °C	Braten 200 °C	Schmoren 200 °C	Backen 225 °C	Fritieren 200 °C	Grillen 300 °C
Pflanzenfette mit mehrfach unges. Fettsäuren (Maiskeimöl)	geeignet	nicht geeignet	nicht geeignet	nicht geeignet	nicht geeignet	nicht geeignet
Mischöl mit gesättigten Fettsäuren	geeignet	geeignet	geeignet	geeignet	geeignet	geeignet
Pflanzenhartfett	nicht geeignet	geeignet	geeignet	nicht geeignet	geeignet	geeignet
Pflanzenmargarine	geeignet	nicht geeignet	nicht geeignet	geeignet	nicht geeignet	nicht geeignet
Butter	geeignet	nicht geeignet	nicht geeignet	geeignet	nicht geeignet	nicht geeignet

Tipps zur Küchentechnik: Insbesondere die mehrfach ungesättigten sowie die kaltgepressten Fette sind sehr leicht verderblich. Hochwertige Pflanzenfette mit mehrfach ungesättigten Fettsäuren (Sonnenblumenkern-, Maiskeim-, Distel-, Sojaöl) für Salate oder zum Dünsten verwenden, nicht hoch erhitzen! Sie werden dunkel und kühl gelagert und nur schwach erhitzt (13, 27, 30).

MERKE

- 1 g Fett enthält 9,3 kcal (Kilokalorien) bzw. 38 kJ (Kilojoule).
- Zuviel Fett führt zu Übergewicht!
- Wichtig ist die Wahl des Fettes. Häufiger pflanzliche Fette bevorzugen!
- Nicht mehr als 30% der täglichen Energieaufnahme sollte über Fett aufgenommen werden! Darin sollen 10 g Linolsäure enthalten sein!

2.3.1 Cholesterin

Aufgaben: Cholesterin besitzt folgende Aufgaben:

- Vorstufe der Gallensäure,
- Vorstufe der Steroidhormone (Östrogene, Gestagene, Androgene, Glukokortikoide, Mineralkortikoide),
- Bestandteil aller Zellmembranen,
- Vorstufe für Vitamin D.

Der menschliche Körper produziert die notwendigen Mengen des fettähnlichen Cholesterins selbstständig, so dass es keinen Mangel an diesem Stoff gibt. Körpereigenes Cholesterin gelangt als Gallensäure in den Darm und kann von dort wieder aufgenommen und zur Leber transportiert werden. Dieses Phänomen wird als entero-hepatischer Kreislauf bezeichnet. Enthält die Kost reichlich Ballaststoffe, so können diese die Gallensäure binden und damit ausschleusen. Ballaststoffe senken dadurch den Cholesterinspiegel. Cholesterin (LDL = Low Density Lipoprotein, siehe 10.7.2) wird als Mitverursacher von Gefäßschäden angesehen. Es reichert sich in tierischen Lebensmittel an, während pflanzliche Lebensmittel kein gefäßschädigendes Cholesterin enthalten. Nimmt man über die Nahrung viel gesättigte Fette und Cholesterin auf, so kann eine Fettstoffwechselstörung entstehen (siehe 10.7.2) (27). Der Cholesteringehalt einiger Lebensmittel ist in Tab. 2.9 wiedergegeben.

Tab. 2.9: **Cholesteringehalt einiger Lebensmittel**

Lebensmittel	Cholesterin mg/100g
Krabben	140
Schweineleber	340
Ölsardine	140
Würstchen	65
Muskelfleisch: Rind, Schwein, Huhn	70
Eigelb	1260
Gouda 45%	115
Vollmilch 3,5%	12
Butter	240

Nach: Deutsche Forschungsanstalt für Lebensmittelchemie, Der kleine Souci-Fachmann-Kraut, Stuttgart 1991

2.4 Energiebedarf

Die oben beschriebenen Nährstoffgruppen Kohlenhydrate, Eiweiße und Fette werden im Stoffwechsel abgebaut. Dabei wird Energie gewonnen. Um diese zu berechnen, werden die Einheiten Kalorien oder Joule verwendet.

MERKE

- Eine Kalorie (1 cal) ist die erforderliche Wärmemenge um 1 g Wasser von 14,5 °C auf 15,5 °C zu erwärmen. Die internationale Einheit für Energie, Arbeit und Wärme ist das Joule (J).

  1 Joule = 0,239 cal bzw. 1 cal = 4,184 J

Diese Energie steht dem Körper für alle Vorgänge (Verdauung, Muskelarbeit, Atmung etc.) zur Verfügung. Nun stellt sich die Frage, wie viel Energie ein Mensch benötigt. Dabei unterscheidet man zwischen Grundumsatz und Leistungsumsatz.

Grundumsatz: Als Grundumsatz (auch Ruheumsatz) wird diejenige Energie bezeichnet, die erforderlich ist, um die physiologischen Grundfunktionen in Ruhe aufrecht zu halten. Dazu zählt der Stoffwechsel der Zellen sowie die Leistungen des Herzens, der Atmung, der Drüsen und der glatten Muskulatur. Dieser Grundumsatz wird bei einer Umgebungstemperatur von 20 °C an einem entspannt liegendem Menschen 12 Stunden nach der letzten Nahrungsaufnahme gemessen. Er ist von folgenden Faktoren abhängig:

- Körpergewicht und Körperoberfläche: Über die Körperoberfläche wird Wärme und damit Energie abgegeben. Da sich die Körperoberfläche jedoch nur schlecht bestimmen lässt, wird als Anhaltspunkt die Körpergröße gewählt.
- Alter: Während des Wachstums ist der Grundumsatz erhöht.
- Geschlecht: Frauen haben bezogen auf das Körpergewicht einen etwa 10% niedrigeren Grundumsatz als Männer. Das begründet sich durch den zumeist größeren Anteil Fett an der Köpermasse.
- Körperbau: Mit dem Muskelanteil steigt der Grundumsatz.
- Schwangerschaft: Ab der 22. Schwangerschaftswoche ist der Grundumsatz um 10% erhöht.
- Schilddrüsenfunktion: Bei einer Überfunktion steigt der Grundumsatz, bei einer Unterfunktion sinkt er.
- Fieber: Bei erhöhtem Stoffwechsel (Wärmeproduktion) ist der Grundumsatz gesteigert.
- Fasten: Durch längeres Fasten mit Gewichtsreduktion kann der Grundumsatz gesenkt werden.

Leistungsumsatz: Als Leistungsumsatz wird die Energie bezeichnet, die für alle Tätigkeiten über den Grundumsatz hinaus benötigt wird. Zu diesen Tätigkeiten gehören:

1. Nahrungsaufnahme: Insbesondere beim Abbau der Nährstoffe in den Zellen wird Energie verbraucht, beim Abbau von Eiweiß wesentlich mehr, als beim Abbau von Kohlenhydraten und Fetten.
2. Muskeltätigkeit: Wird der Körper bewegt, steigt der Energieverbrauch. Es wird Wärme gebildet, mehr Sauerstoff verbraucht und vermehrt Kohlendioxid abgegeben.

3. Stillen: Die stillende Frau benötigt täglich etwa 700 kcal Energie zusätzlich.
4. Umgebungstemperatur: Der menschliche Körper gleicht Temperaturänderungen unter Energieverbrauch aus.
5. Aktivitäten: Geistige Arbeit und Stress erhöhen den Energieverbrauch, Schlaf verringert ihn.

Berechnung des Energiebedarfs

Der individuelle Energiebedarf lässt sich nur mit aufwändigen Messungen des Energieverbrauchs genau bestimmen. Diese Berechnungen werden nicht routinemäßig durchgeführt. Normalerweise wird der Bedarf nach Referenzwerten abgeschätzt. Dafür werden sehr unterschiedliche Berechnungsmodelle eingesetzt, von denen Folgendes, recht praktikables Modell vorgestellt wird. Bei der Berechnung wird von einem angestrebten Normalgewicht ausgegangen. Dieses Normalgewicht lässt sich vereinfacht mit der Formel nach *Broca* angeben. Genauer ist der Body-Mass-Index (BMI).

Normalgewicht nach *Broca*: Körpergröße in cm minus 100 entspricht Körpergewicht in kg plus/minus 10%

Beispiel: Das Normalgewicht einer Person mit einer Körpergröße von 170 cm berechnet sich aus: 170–100, das entspricht 70 kg ± 10%; das Normalgewicht nach *Broca* liegt also im Bereich 63–77 kg.

Body-Mass-Index (BMI): Körpergewicht (kg) dividiert durch Quadrat der Körpergröße (Körpergröße in m ausgedrückt).

Body-Mass-Index (BMI) bei Normalgewicht: 20–24 für Männer
19–23 für Frauen

Beispiel: Eine Frau mit einer Körpergröße von 1,70 m hat mit 60 kg Körpergewicht das Normalgewicht, denn 60 dividiert durch $(1{,}70)^2$ (60 : 2,89) ist ungefähr 21.

Im Seniorenalter geht nach Studien amerikanischer Lebensversicherungen ein etwas höherer Body-Mass-Index mit einer größeren Lebenserwartung einher.

Energiebedarf: Zur Berechnung des Energiebedarfs wird der Grundumsatz mit 1 kcal pro kg Körpergewicht und Stunde angeben. Der Geschlechtsunterschied wird dabei vernachlässigt. Dieser Grundbedarf wird nun um den Leistungsumsatz erhöht. Tab. 2.10 gibt den Energiebedarf eines Erwachsenen in Abhängigkeit von seinen Tätigkeiten an.

Beispiel: Eine 70 kg schwere Krankenschwester hat einen täglichen Energiebedarf von 2 800 kcal.

Energiemangel: Ein Mangel an Energie entsteht bei Unterernährung (siehe 10.3). Die Symptome werden allerdings nicht nur durch die fehlende Energie

Tab. 2.10: **Energiebedarf eines Erwachsenen in Abhängigkeit seiner Tätigkeit**

Umsatz	Energiebedarf pro Tag und kg Körpergewicht
Grundumsatz	24 kcal
leichte körperliche Arbeit (z. B. Schneiderin, Laborant, Büroarbeit)	32 kcal
mittelschwere körperliche Arbeit (z. B. Krankenpflege, Autoschlosser)	40 kcal
schwere körperliche Arbeit (z. B. Masseure, Hochofenarbeiter, Leistungsportler)	48 kcal

Nach: Kasper, H., Ernährungsmedizin und Diätetik, München 1991, S. 516

hervorgerufen, sondern auch durch einen gleichzeitigen Nährstoffmangel, da die Energieträger auch wichtige Nährstoffe liefern. Kurzfristige Fastenperioden gleicht ein gesunder Körper relativ gut aus. Als Energiespeicher dient das Depotfett, das nun verbrannt wird. Ein normalgewichtiger Mensch kann davon 40–70 Tage zehren. Der Körper passt sich der eingeschränkten Energiezufuhr an, indem er den Grundumsatz senkt. Am ersten Tag der Nahrungskarenz werden die Glykogenreserven geleert. Aus den glukoplastischen Aminosäuren des Muskeleiweiß wird ebenfalls Glucose gebildet. Je länger die Hungerperiode dauert, desto stärker wird das Körperfett verbrannt. Nimmt der Körper längere Zeit zu wenig Energie und Eiweiß auf, entsteht eine sogenannte Protein-Energie-Malnutrition (PEM). Sie macht sich durch Kräfteverfall, Gleichgültigkeit, Trägheit und Apathie bemerkbar. Hinzu kommt eine erhöhte Anfälligkeit für Infektionen, Haar- bzw. Hautveränderungen und Ödeme.

Besonders stark gefährdet sind Säuglinge und Kleinkinder, die längere Zeit keine ausreichende Nahrung erhalten. So kommen in den Entwicklungsländern immer wieder die Krankheiten Marasmus und Kwashiorkor vor. Marasmus tritt hauptsächlich bei Säuglingen auf, die allgemein zu wenig Nährstoffe und damit auch zu wenig Energie erhalten. Sie sind sehr abgemagert, und der Bauch ist häufig aufgetrieben. Kwashiorkor entsteht bei Kleinkinder, die zu wenig Eiweiß erhalten. Sie wirken durch die Ödeme eher aufgedunsen, ihre Haare färben sich rot und die bekannten Symptome eines Eiweißmangels, wie Infektanfälligkeit entstehen.

MERKE

- Der Energiebedarf setzt sich aus Grundumsatz und Leistungsumsatz zusammen.

TESTFRAGEN

Energie- und Baustoffe

1. Welcher Energielieferant (Nährstoffgruppe) sollte den Hauptanteil unserer Ernährung ausmachen?
2. Warum sollten pflanzliche Fette bevorzugt werden?
3. Warum wird eine Kost mit reichlich Ballaststoffen empfohlen?
4. Kann der menschliche Körper alle Aminosäuren herstellen?
5. Welches tierische Lebensmittel hat die höchste biologische Wertigkeit?
6. Wodurch lassen sich Kohlenhydrate in ihrer gesundheitlichen Bedeutung unterscheiden?
7. Wieviel Eiweiß sollte ein gesunder Erwachsener pro Tag aufnehmen?
8. Was versteht man unter versteckten Fetten?
9. Welche Kohlenhydrate können Karies erzeugen?
10. Welche energieliefernde Nährstoffgruppe erzeugt am ehesten Übergewicht?
11. Woraus setzt sich der Energiebedarf zusammen?
12. Was versteht man unter dem Grundumsatz?
13. Was versteht man unter dem Leistungsumsatz?
14. Haben Männer und Frauen gleicher Größe den gleichen Grundumsatz?
15. Berechnen Sie bitte Ihren persönlichen Energiebedarf!

3 Vitamine und Mineralstoffe

LERNZIELE

- Bedeutung der Vitamine und Mineralstoffe innerhalb einer ausgewogenen Ernährung verstehen
- Den täglichen Bedarf an Vitaminen und Mineralstoffen abschätzen können

Neben den in Kapitel 2 beschriebenen Nährstoffen enthält die Nahrung weitere lebensnotwendige Elemente, die jedoch nicht in Energie umgewandelt werden. Es handelt sich um Vitamine, Mineralstoffe und Wasser. Neuerdings wird auch diskutiert, inwieweit sekundäre Pflanzenstoffe eine wichtige Funktion erfüllen. Nach dem jeweiligen Wissensstand wurden verschiedene Empfehlungen entwickelt, welche Mengen an Vitaminen und Mineralien täglich zugeführt werden sollten. In der Bundesrepublik Deutschland gelten die Empfehlungen der Deutschen Gesellschaft für Ernährung. Ihre Empfehlungen für die Vitamin- und Mineralstoffzufuhr für Erwachsenen sind in Tab. 3.1 enthalten. An gemeinsamen Richtlinien für die Europäische Gemeinschaft wird gearbeitet. Bei den Empfehlungen handelt es sich um Mengen, von denen ange-

Tab. 3.1: **Empfehlungen für die Vitamin- und Mineralstoffzufuhr pro Tag für Erwachsene**

Vitamine und Mineralstoffe	Empfehlung
Vitamin A (Retinol-Äquivalent)	0,8–1 mg
Vitamin D	5 mg
Vitamin E (Tocopherol-Äquivalent)	12 mg
Vitamin K	65–80 µg
Vitamin B_1	1,1–1,3 mg
Vitamin B_2	1,5–1,7 mg
Vitamin B_6	1,6–1,8 mg
Vitamin B_{12}	3 µg
Folsäure	150–300 µg
Biotin	30–100 µg
Niacin-Äquivalent	15–18 mg
Pantothensäure	6 mg
Vitamin C	75 mg
Natrium	550 mg
Kalium	2000 mg
Chlorid	830 mg
Calcium	800–1200 mg
Phosphor	1200 mg
Magnesium	300–350 mg
Eisen	10–15 mg
Jod	180–200 µg
Zink	12–15 mg
Selen	20–100 µg

Nach: Deutsche Gesellschaft für Ernährung, Empfehlungen für die Nährstoffzufuhr, Frankfurt 1991

nommen wird, dass sie nahezu alle Personen der jeweiligen Gruppe vor ernährungsbedingten Gesundheitsschäden schützen und volle Leistungsfähigkeit garantieren. Sofern keine ausreichenden Untersuchungen über den Bedarf vorliegen, wurde geschätzt.

3.1 Vitamine

Vitamine sind organische Stoffe, die der menschliche Körper nicht oder nur in unzureichenden Mengen selbst herstellen kann. Sie gehören daher zu den essenziellen Nährstoffen. Vitamine liefern selbst keine Energie, spielen aber bei der Energiegewinnung, z. B. als Bestandteile von Coenzymen, eine wichtige Rolle. Sie unterstützen unterschiedlichste physiologische Vorgänge. Einige von ihnen sind recht empfindlich gegenüber Hitze, Licht und Sauerstoff. Vitamine werden nach ihrer Löslichkeit in *fettlösliche* und *wasserlösliche* Vitamine eingeteilt.

Fettlösliche Vitamine

Zu den fettlöslichen Vitaminen zählen die Vitamine A, D, E und K. Sie befinden sich in fettreichen Lebensmitteln oder werden z. B. aus Gemüse aufgrund ihrer Löslichkeit am besten zusammen mit Fett aus dem Darm resorbiert. Erkrankungen, die die Fettverdauung stören, führen gleichzeitig zu einer Unterversorgung mit diesen Vitaminen. Der Körper speichert sie im Fettgewebe (mit Ausnahme von Vitamin K), legt also einen Vorrat an. Dadurch wird eine zeitlich begrenzte Mangelsituation überbrückt. Schwere Nebenwirkungen können bei überhöhten Dosierungen auftreten, da auch die schädlichen Mengen nicht sofort ausgeschieden werden.

Wasserlösliche Vitamine

Die übrigen Vitamine zählen zu den wasserlöslichen Vitaminen. Sie werden mit Ausnahme von Vitamin B_{12} nicht oder nur in geringen Menge gespeichert. Daher empfiehlt es sich, diese Vitamine kontinuierlich mit der täglichen Kost aufzunehmen. Überdosierungen haben weniger Nebenwirkungen, da die wasserlöslichen Vitamine rascher ausgeschieden werden.

3.1.1 Vitamin A (Retinole)

Vorkommen: Vitamin A bzw. die verschiedenen Retinole kommen vor allem in fetthaltigen tierischen Lebensmitteln vor (Eigelb, Sahne, Butter, Käse, Leber, Tunfisch und Lachs). Die Provitamine (Vorstufen) sind Carotinoide, aus denen der Körper unterschiedlich viel Vitamin A bildet. Sie entstammen pflanzlichen Lebensmitteln (Gemüse und Obst, wie Karotten, Spinat, Kürbis, Aprikose, Mango etc.). Damit die einzelnen Lebensmittel in ihrem Vitamingehalt besser vergleichbar sind, werden Retinol-Äquivalente berechnet.

Aufgaben: Retinol wirkt bei der Arbeit der Stäbchen und Zapfen beim Sehvorgang (Hell- Dunkelanpassung) mit und wird daher auch häufig als «Augen-Vitamin» bezeichnet. Außerdem fördert Vitamin A Wachstum (Knochenaufbau) und Zelldifferenzierung. Es ist wichtig für die Fortpflanzung (Entwicklung des Fötus, Testosteronproduktion etc.). Carotinoide, besonders das Beta-Carotin, bauen Sauerstoffradikale und andere aggressive Oxidationsmittel ab. Dadurch können sie wahrscheinlich einige Krebsarten verhindern.

Mangel: Eine Vitamin-A-Unterversorgung führt zur Nachtblindheit. Im Dunkeln kann dann nicht mehr richtig gesehen werden. Sehr schwere Mangelzustände führen zu Erblindungen, worunter häufig Kinder in armen Ländern leiden.

Überdosierung: Vitamin A und seine Abkömmlinge führen in hohen Dosen zu Kopfschmerzen, Hautveränderungen, Lebervergrößerungen und schmerzhaften Skelettveränderungen. Nimmt eine Frau in der Frühschwangerschaft große Mengen auf, wie sie z. B. in der Leber von Schlachttieren enthalten sind, so können Missbildungen beim Embryo und Fehlgeburten auftreten. Säuglinge und Kleinkinder reagieren ebenfalls empfindlich auf überhöhte Dosen des Vitamin A.

Empfehlung: Die empfohlene Tageszufuhr liegt für Erwachsene bei 0,8 mg (Frauen) bis 1 mg (Männer) Retinol-Äquivalent. In der Stillzeit erhöht sich der Tagesbedarf für die Mutter um etwa 1 mg. Die Leber speichert Vitamin A, so dass der Bedarf bei einer normalen Ernährung für ein Jahr gedeckt ist. Raucher sollten keine Beta-Carotin-haltigen Präparate einnehmen, da sich lt. Studien die Häufigkeit von Lungenkrebs und Herz-Kreislauf-Erkrankungen erhöhte.

3.1.2 Vitamin D (Calciferole)

Die Vitamin D-Gruppe besteht aus unterschiedlichen Wirkstoffen, die Calciferole genannt werden. In der Haut des Menschen befindet sich eine Vorstufe des Vitamin D, es wird durch UV-Licht (reichlich unter freiem Himmel aufhalten) aktiviert.

Vorkommen: Reich an Vitamin D sind fettreicher Fisch, z. B. Lachs und Hering, sowie Eigelb, Leber und fettreiche Milchprodukte, z. B. Butter.

Aufgaben: Vitamin D reguliert den Calcium- und den Phosphatstoffwechsel, es fördert die Aufnahme von Calcium und Phosphat aus dem Verdauungstrakt und bewirkt deren Einbau in die Knochen.

Mangel: Fehlt Kleinkindern Vitamin D, so entsteht eine Rachitis, die Knochen werden nicht ausreichend mineralisiert. Erwachsene erleiden unter einem Vitamin D-Mangel eine Osteomalazie, die bereits entwickelten Knochen werden demineralisiert. Ist die Leber z. B. durch Alkoholmissbrauch geschädigt, kann hier die Vorstufe des Vitamin D nicht ausreichend gebildet werden.

Überdosierung: Wird Vitamin D überdosiert, so reichert sich zu viel Calcium im Blut an. Das kann dann zu Durst, Übelkeit und Erbrechen, Herzrhythmusstörungen, Nierensteinen, Nephrocalcinose bis hin zur Niereninsuffizienz führen. Bereits nach langfristig täglicher Einnahme von 50 µg Vitamin D wurden Nebenwirkungen beobachtet.

Empfehlung: Die empfohlene Zufuhr liegt bei 5 µg/Tag und erhöht sich während der Schwangerschaft und Stillzeit auf das Doppelte. Säuglinge erhalten während des 1. Lebensjahres täglich 10 µg Vitamin D als Rachitis-Prophylaxe.

3.1.3 Vitamin E (Tocopherole)

Unter Vitamin E bzw. Tocopherolen wird eine Gruppe zusammengefasst, die sich in ihrem Aufbau und ihrer Wirksamkeit voneinander unterscheiden. Um dies auszugleichen, werden Tocopherol-Äquivalente angegeben.

Vorkommen: In der Natur werden Tocopherole nur von Pflanzen synthetisiert. Es befindet sich insbesondere in Samen, z. B. Nüssen, und aus Samen hergestellten Pflanzenfetten (Sonnenblumkernöl, Maiskeimöl). Da es in der Lebensmittelindustrie als Antioxidanz verwendet wird, ist eine ausreichende Versorgung gesichert.

Aufgaben: Vitamin E verhindert, dass sich die Fette durch Sauerstoff verändern (Oxidation). Dadurch werden insbesondere die mehrfach ungesättigten Fettsäuren der zahlreichen Membranen im Körper geschützt.

Mangel: Störungen an Membranen vor allem an Erytrozyten wurden beobachtet. Besonders Früh- und Neugeborene können an einer Unterversorgung leiden, da sie im Gegensatz zu Erwachsenen kein Vitamin E gespeichert haben.

Überdosierung: Durch sehr hohe Dosierungen im Grammbereich können Übelkeit, Erbrechen, Kopfschmerzen, Schwindelgefühle und Entzündungen an den Venenwänden auftreten. Außerdem wird vermutlich der Bedarf an den Vitaminen A und K gesteigert.

Empfehlung: Als tägliche Zufuhr wird für Erwachsene 12 mg Tocopherol-Äquivalent empfohlen. Sie erhöht sich in der Schwangerschaft auf 14 mg und in der Stillzeit auf 17 mg. Bei Säuglingen muss auf eine ausreichende Zufuhr geachtet werden, da sie im Gegensatz zu Erwachsenen keine Reserven besitzen. Allgemein steigt der Bedarf mit dem Verzehr von mehrfach ungesättigten Fettsäuren, da sie vor Oxidation geschützt werden müssen.

3.1.4 Vitamin K

Vorkommen: Unter Vitamin K versteht man verschiedene Substanzen unterschiedlicher Wirksamkeit. Pflanzen bilden Phyllochinon, Bakterien dagegen Menachinone und in tierischen Geweben finden sich sowohl Phyllochinon als auch Menachinone. Der Mensch erhält ausreichend Vitamin K über die Darmflora. Reich an Vitamin K sind Sauerkraut, Spinat, Blumenkohl, Rosenkohl und Leber.

Aufgaben: Vitamin K ist an der Biosynthese von Proteinen, vor allem der Blutgerinnungsfaktoren, beteiligt.

Mangel: Bei Neugeborenen kann ein Vitamin-K-Mangel zu lebensbedrohlichen Hirnblutungen führen. Langanhaltende Antibiotika-Gaben können den Vitamin-K-Gehalt im Blut senken.

Überdosierung: Selten treten Erbrechen, Hämolyse und Porphyrinurie auf.

Empfehlung: Für Erwachsene werden 1 μg Vitamin K pro kg Körpergewicht und Tag empfohlen. In der Schwangerschaft und Stillzeit steigt der Bedarf nur leicht an. Neugeborene erhalten eine Vitamin-K-Prophylaxe zur Verhinderung von Hirnblutungen. Patienten, die gerinnungshemmende Medikamente einnehmen, brauchen nicht auf vitaminreiche Lebensmittel zu verzichten, da normale Portionen Gemüse die Gerinnungswerte nicht wesentlich beeinflussen. Wichtig ist eine ausgewogene Ernährung.

3.1.5 Vitamin B_1 (Thiamin)

Vorkommen: Thiamin befindet sich in Vollkorngetreide, Hülsenfrüchten, Kartoffeln, Fisch und Schweinefleisch.

Aufgaben: Thiamin wirkt als Coenzym beim Abbau von Kohlenhydraten für die Energiegewinnung.

Mangel: Bei einer Unterversorgung treten Gewichtsverluste und Störungen der Nervenfunktionen (Nervosität, Depression) auf. Mangelt es sowohl an Thiamin als auch an Eiweiß (Entwicklungsländer), entsteht Beri-Beri mit neurologischen Störungen, Skelettmuskelschwund, Herzmuskelschwäche und Ödemen.

Überdosierung: Eine orale Überdosierung ist nicht zu erwarten. Allerdings kann ein Abbauprodukt des Thiamins Vitamin B_6 hemmen.

Empfehlung: Die empfohlene Aufnahme liegt bei 1,1 (Frauen) bis 1,6 (Männer) mg pro Tag für Erwachsene. Sie steigt in der Schwangerschaft auf 1,5 mg und in der Stillzeit auf 1,7 mg an. Da schweflige Säure Thiamin zerstört, sollten mit Schwefel konservierte Lebensmittel (siehe 6.4) gemieden werden.

3.1.6 Vitamin B_2 (Riboflavin)

Mit der Nahrung wird freies Riboflavin oder der eigentliche Wirkstoff Flavinadenindinucleotid (FAD) und Flavinmononucleotid (FMN) aufgenommen.

Vorkommen: Gute Quellen sind Milch und Milchprodukte, Eier, Fleisch, Fisch, Hülsenfrüchte und Vollkornprodukte.

Aufgaben: Die Coenzyme FAD und FMN wirken im oxidativen Stoffwechsel mit, indem sie Wasserstoff transportieren.

Mangel: Bei einem Mangel treten Wachstumsstörungen, Anämien und Entzündungen der Mundschleimhaut auf.

Überdosierung: Überdosierungen sind nicht zu befürchten. Allerdings wurden Allergien registriert.

Empfehlung: Erwachsenen wird 1,5 mg (Frauen) bis 1,7 mg (Männer) Riboflavin pro Tag empfohlen. In der Schwangerschaft sollten täglich 1,8 mg und in der Stillzeit 2,3 mg aufgenommen werden. Der Riboflavinbedarf steigt an bei schweren Erkrankungen, Operationen, Resorptionsstörungen, Alkoholmissbrauch und der Einnahme bestimmter Medikamente (trizyklische Antidepressiva, hormonale Kontrazeptiva).

3.1.7 Vitamin B_6 (Pyridoxin)

Unter Vitamin B_6 werden Pyridoxin und ähnliche Verbindungen zusammengefasst.

Vorkommen: Pyridoxin ist in fast allen Lebensmitteln enthalten, insbesondere in Vollkorngetreide, Gemüse, Hülsenfrüchten, Hefe, Fisch und Fleisch.

Aufgaben: Pyridoxin wirkt als Bestandteil von Coenzymen an vielen Reaktionen mit, insbesondere am Aminosäurestoffwechsel. Es beeinflusst ferner Funktionen des Nervensystems, die Immunabwehr und die Hämoglobinsynthese.

Mangel: Bei Unterversorgungen, die zumeist durch eine gestörte Aufnahme verursacht wurden, kommt es zu Hautveränderungen, Depressionen, Anämien und neurologischen Störungen.

Überdosierung: Werden über einen längeren Zeitraum sehr hohe Mengen aufgenommen, so können periphere sensible Neuropathien entstehen.

Empfehlung: Da Pyridoxin eine wichtige Aufgabe im Aminosäurestoffwechsel erfüllt, steigt der Bedarf mit der Aufnahme von Eiweiß an. Dem Erwachsenen wird pro Gramm Eiweiß eine Zufuhr von 20 µg Pyridoxin-Äquivalent empfohlen. Daraus ergibt sich bei einer ausgewogenen Kost eine tägliche Aufnahme von 1,6 mg (Frauen) bis 1,8 mg (Männer). Im letzten Drittel der Schwangerschaft erhöht sich der Bedarf auf 2,6 mg täglich. In der Stillzeit werden 2,2 mg Pyridoxin pro Tag empfohlen. Der Bedarf steigt, wenn hochdosierte Östrogene, Antikonvulsiva (krampflösende Medikamente) und Tuberkulostatika (Medikamente gegen Tuberkulose) eingenommen werden.

3.1.8 Vitamin B_{12} (Cobalamine)

Als Cobalamine werden verschiedene Verbindungen zusammengefasst, die im Zentrum ein Kobaltatom besitzen. Sie werden zusammen mit dem Intrinsic-

Faktor resorbiert, der von der Magenschleimhaut gebildet und freigesetzt wird. Nur Mikroorganismen produzieren Vitamin B_{12}, so auch die Darmbakterien. Inwieweit jedoch in diesen unteren Darmabschnitten Vitamin B_{12} ausgenutzt wird, ist nicht bekannt. Cobalamine können durch Vitamin-C-Überschuss zerstört werden. Die Stabilität der Cobalamine wird weiter durch Thiamin und Nicotinamid beeinträchtigt (z. B. in Multivitaminpräparaten).

Vorkommen: Cobalamine sind insbesondere in Fleisch, Käse und gesäuerten Milchprodukten enthalten.

Aufgaben: Cobalamin wirkt als Bestandteil von Coenzymen, insbesondere bei der Eiweißsynthese. Es überführt die Folsäure in die aktive Form. Dadurch erschwert sich die Diagnose, ob zu wenig Cobalamin oder Folsäure vorhanden ist.

Mangel: Cobalaminmangel beeinflusst fast alle Zellen, besonders leicht werden die Mundschleimhaut und das blutbildende System (perniziöse Anämie) geschädigt.

Überdosierung: Überdosierungen durch orale Zufuhr sind nicht bekannt.

Empfehlung: Erwachsene sollten täglich 3 µg Cobalamin aufnehmen. In der Schwangerschaft wird 3,5 µg und in der Stillzeit 4 µg pro Tag empfohlen. Die Leber speichert Cobalamine, so dass ein Vorrat den Körper bis zu 3 Jahren versorgen kann. Bei strengen Vegetariern wurden Unterversorgungen beschrieben.

3.1.9 Folsäure

Vorkommen: Folsäure erscheint in der Nahrung in freier Form oder gebunden. Da sie unterschiedlich ausgenutzt wird, werden für die Lebensmittel in den Nährwerttabellen Folat-Äquivalente angegeben. Folsäurereiche Lebensmittel sind Gemüse (Kohl, Tomaten, Spinat, Fenchel), Leber, Eigelb und einige Käsesorten, wie z. B. Camembert.

Aufgaben: Mit Hilfe von Tetrahydrofolat, der eigentlichen Wirkform der Folsäure, werden Kohlenstoff-Einheiten übertragen. Dies spielt insbesondere beim Aminosäure-Stoffwechsel eine wichtige Rolle, aber auch bei der Purin- und DNA-Synthese. Folsäure ist also wichtig bei Zellteilung und -wachstum. Sie beugt einer Spina bifida vor.

Mangel: Ein Folsäuremangel zeigt sich besonders schnell an roten und weißen Blutkörperchen sowie Schleimhautzellen, da sie ständig neu gebildet werden. Er tritt in Entwicklungsländern gemeinsam mit einem Eiweißmangel auf. Andere Ursachen sind Schwangerschaft, Sprue, Alkoholismus oder Einnahme bestimmter Medikamente.

Überdosierung: Dosierungen von 15 mg Folsäure pro Tag können den Verdauungstrakt, den Schlaf und neurologische Vorgänge beeinträchtigen. Durch eine isolierte Folsäurezufuhr wird ein Vitamin B_{12}-Mangel verdeckt.

Empfehlung: Erwachsenen wird eine tägliche Zufuhr von 150 µg Folat-Äquivalent empfohlen. In der Schwangerschaft sollten 300 µg pro Tag und während der Stillzeit 225 µg Folat-Äquivalent aufgenommen werden. Der Bedarf steigt bei der längerfristigen Einnahme von Medikamenten, wie Zytostatika, Sulfonamiden, Antiepileptika und Antimalariamittel.

3.1.10 Biotin

Vorkommen: Biotin liegt in Lebensmitteln meist als Eiweißkomplex vor. Biotinreiche Lebensmittel sind Sojabohnen, Nüsse, Haferflocken, Sardinen, Blumenkohl und Leber.

Aufgaben: Biotin wird als Coenzym für den Abbau von Aminosäuren und den Aufbau von Fettsäuren und Glucose benötigt.

Mangel: Ein Mangel entsteht nur nach sehr hohen Dosen Avidin, das im rohen Eiklar enthalten ist. Veränderungen an der Haut wurden beschrieben.

Überdosierung: Auswirkungen hoher Dosen wurden bisher nicht beschrieben.

Empfehlung: Es ist noch nicht geklärt, inwieweit das Biotin der Darmbakterien resorbiert wird. Bisher konnte kein Mindestbedarf ermittelt werden.

3.1.11 Niacin

Niacin ist der gemeinsame Begriff für Nicotinsäureamid und Nicotinsäure, die im Lebensmitteln als Niacin-Äquivalent berechnet werden. Nicotinsäureamid entsteht auch aus der essenziellen Aminosäure Tryptophan. Daher gehört es eigentlich nicht zu den Vitaminen.

Vorkommen: Reich an Niacin bzw. an Tryptophan sind Fleisch, Fisch, Milch und Eier.

Aufgaben: Niacin ist Bestandteil der Coenzyme NAD und NADP, die bei zahlreichen Reaktionen Wasserstoff aufnehmen und abgeben.

Mangel: Mangelerscheinungen treten in Ländern auf, in denen es auch an Tryptophan mangelt. Das Krankheitsbild wird Pellagra genannt. Es treten Dermatitis, Durchfälle, Schleimhautveränderungen des gesamten Verdauungskanals und depressive Psychosen auf.

Überdosierung: Hohe Dosen Nicotinsäure können zu Gefäßerweiterungen, Leberzellschäden und Magenschleimhautentzündungen führen.

Empfehlung: Die empfohlene tägliche Zufuhr für Erwachsene beträgt 15 mg (Frauen) bis 18 mg (Männer) Niacin-Äquivalent. In der Schwangerschaft steigt die Menge auf 17 mg und in der Stillzeit auf 20 mg an.

3.1.12 Pantothensäure

Vorkommen: Pantothensäure kommt in sehr vielen Lebensmitteln, insbesondere in Hering, Leber, Ei, Vollkornerzeugnissen, Hülsenfrüchten, Kohl, Pilzen, Wassermelone und Avocado, vor.

Aufgaben: Pantothensäure ist Bestandteil des Coenzym A, das wiederum beim Abbau von Fetten, Kohlenhydraten und Aminosäuren und Aufbau von Fettsäuren, Cholesterin und Steroidderivaten als Acetyl-Coenzym A notwendig ist.

Mangel: Mangelsymptome sind beim Menschen nicht bekannt.

Überdosierung: Überdosierungen sind für den Menschen nicht bekannt.

Empfehlung: Der genaue Bedarf ist bisher nicht ermittelt. Eine Zufuhr von täglich 6 mg Pantothensäure wird für Personen ab 13 Jahren empfohlen.

3.1.13 Vitamin C (Ascorbinsäure)

Vorkommen: Ascorbinsäure ist in vielen Lebensmitteln enthalten, z. B. in Paprika, Kartoffeln, Kohl und Früchten. Außerdem wird sie verarbeiteten Getränken und Speisen als Antioxidationsmittel (siehe 6.4) zugesetzt. Daher ist die Versorgung für die meisten Menschen gesichert.

Aufgaben: Vitamin C kann Wasserstoff bzw. Elektronen aufnehmen und wieder abgeben, es wirkt daher als Redoxsystem bei vielen Abläufen, wie Wundheilung, Knochenwachstum und Zahnbildung mit. Außerdem verbessert Ascorbinsäure die Eisenaufnahme aus pflanzlichen Lebensmitteln. Bisher wurde nicht belegt, dass hohe Dosierungen das Immunsystem stimulieren oder Infektionen verhüten können.

Mangel: Schwerer Mangel führt zu Skorbut, mit Knochen- und Gelenkveränderungen sowie Blutungen.

Überdosierung: Sehr hohe Dosen können zu Störungen des Magen-Darm-Traktes führen. Da Ascorbinsäure zur Oxalsäure abgebaut wird, können sich in der Niere Oxalsäuresteine (siehe 10.13.8) bilden. Erhöhte Serumcholesterinspiegel wurden im Zusammenhang mit Ascorbinsäure beobachtet. Die Zerstörung von Vitamin B_{12} durch reichlich Vitamin C wird vermutet.

Empfehlung: Die Deutsche Gesellschaft für Ernährung empfiehlt Erwachsenen täglich 75 mg Vitamin C. Schwangere sollten 100 mg und Stillende 125 mg Vitamin C aufnehmen. Der Bedarf erhöht sich bei Menschen, die stark rauchen, Sulfonamide oder orale Kontrazeptiva einnehmen sowie bei Infektionserkrankungen.

3.1.14 Ubichinone (Coenzym Q)

Ubichinone werden nicht zu den Vitaminen gerechnet, da sie aus den essenziellen Aminosäuren Phenylalanin bzw. Tyrosin gebildet werden.

Aufgaben: Ubichinone wirken beim Elektronentransport in der Atmungskette und damit bei der Energiegewinnung mit.

Mangel: Mangelerscheinungen treten im Tierversuch nur bei einer Unterversorgung mit Phenylalanin, Niacin, Pyridoxin, Pantothensäure, Folsäure oder Vitamin B_{12} auf. Beim Menschen wurden Mangelsymptome nicht beschrieben.

Überdosierung: Zur Zeit gibt es keine Angaben über mögliche Risiken bei einer Überdosierung.

Empfehlung: Der Bedarf an Ubichinon ist bisher nicht bekannt.

3.2 Mineralstoffe

Mineralstoffe sind anorganische Elemente, die zahlreiche wichtige Funktionen im menschlichen Körper erfüllen. Sie müssen ständig ersetzt werden und gehören somit zu den lebensnotwendigen (essenziellen) Bestandteilen unserer Ernährung. Mineralstoffe lassen sich in *Mengen-* und *Spurenelemente* unterscheiden, wobei der Körper insgesamt 3–4 kg Mengenelemente und nur 10 g Spurenelemente enthält. Zu den Mengenelementen gehören Natrium, Kalium, Calcium, Phosphat, und Magnesium. Die übrigen Mineralstoffe zählen zu den Spurenelementen.

3.2.1 Natrium

Vorkommen: Natrium befindet sich hauptsächlich in verarbeiteten Lebensmitteln in Form von Kochsalz (NaCl) wie Wurstwaren, Fischkonserven, Fertiggerichten, Fertigsaucen, Käse und Brot.

Aufgaben: Natrium reguliert als Kation in der extrazellulären Flüssigkeit das Volumen (Blutdruck) und den osmotischen Druck. Es beeinflusst die Funktionen der Zellmembran und bewirkt über den Austausch mit Kalium die Muskelerregung. Weiterhin aktiviert Natrium Enzyme und fördert die Aufnahme von Zucker und Aminosäuren aus dem Verdauungstrakt. Die Niere steuert normalerweise über das Aldosteron-Angiotensin-Renin-System den Natriumgehalt der extrazellulären Flüssigkeit.

Mangel: Ein Mangel an Natrium, hervorgerufen durch starke Durchfälle, Erbrechen, Schwitzen, Diuretika, nässende Hauterkrankungen, Mukoviszidose (siehe 10.11.10) oder Nierenerkrankungen, führt zu Wasserverlusten mit Hypotonie, Tachykardie, Apathie und Muskelkrämpfen.

Überdosierung: Zahlreiche Untersuchungen belegen, dass einige Menschen auf Kochsalz mit Bluthochdruck reagieren. Die genauen Mechanismen sind nicht geklärt. Hohe Dosen Natrium führen zu einem Anstieg der Natrium-Konzentration in der extrazellulären Flüssigkeit, zum Ausgleich erhöht sich der Wassergehalt und Ödeme bilden sich. Weiter können Unruhe, Hypertonie,

Schwindel, Erbrechen, Übererregbarkeit der Muskulatur bis hin zu tödlichen Atem- und Herzstörungen auftreten.

Empfehlung: Der tägliche Bedarf für einen Erwachsenen wird mit 500 mg geschätzt. Es sollten nicht mehr als 2 g Natrium bzw. 5 g Kochsalz verzehrt werden. Allerdings nehmen die meisten Menschen wesentlich mehr davon auf, da insbesondere verarbeitete Lebensmittel bereits stark gesalzen sind. Bei einigen Erkrankungen, z. B. Hypertonie, Niereninsuffizienz, muss Natrium eingeschränkt werden. Die Natriumempfehlung gibt Tab. 3.2 wieder.

Tab. 3.2: **Natriumempfehlung**

Bezeichnung	Natrium/Tag	Kochsalz/Tag
streng natriumarm	0,4 g	1 g
natriumarm	1,2 g	3 g
mäßig natriumarm	2,0 g	5 g

3.2.2 Kalium

Vorkommen: Kalium liefern hauptsächlich pflanzliche Lebensmittel, wie Kartoffeln, Gemüse, Hülsenfrüchte, Nüsse und Obst (Bananen, Aprikosen).

Aufgaben: Kalium wirkt als Antagonist (Gegenspieler) zum Natrium. Es befindet sich weitgehend in der Zelle und ist dort für den osmotischen Druck, die Hydratation, die Ionenbilanz und die Erregungsleitung verantwortlich. Im Gegensatz zum Natrium, gleicht die Niere die Kaliumbilanz nur schlecht aus. Reichliche Kaliumaufnahme senkt den Blutdruck.

Mangel: Hohe Kaliumverluste, zumeist verursacht durch schwere Durchfälle, Erbrechen, Abführmittel oder Diuretika führen zu neuromuskulären Symptomen mit Erschlaffung der gesamten Muskulatur (Darmlähmung und Herzrhythmusstörungen).

Überdosierung: Überdosierungen von Kalium führen zu Herzrhythmusstörungen, Ohrensausen, Taubheit, Verwirrung, Halluzinationen und Parästhesien.

Empfehlung: Erwachsenen wird eine tägliche Zufuhr von 2–4 g Kalium empfohlen. Bei einigen Nierenerkrankungen ist die Kaliumausscheidung gestört, so dass eine kaliumarme Ernährung eingehalten werden muss.

3.2.3 Chlorid

Vorkommen: Da Chlorid hauptsächlich als Kochsalz aufgenommen wird, sind die natriumreichen Lebensmittel auch reich an Chlorid.

Aufgaben: Chlorid reichert sich vermehrt im Extrazellulärraum an, es sorgt für den osmotischen Druck, einen ausgeglichenen Säure-Basen-Haushalt und die

Ionenbilanz. Desweiteren ist Chlorid Bestandteil der Salzsäure (HCl) des Magens.

Mangel: Mangelzustände entstehen durch wiederholtes Erbrechen und führen zu Muskelschwäche und Alkalose (Säureverlust im Blut).

Überdosierung: Hohe Dosen können zur Azidose (Übersäuerung des Blutes) führen.

Empfehlung: Der Bedarf für Erwachsene wird auf 1,5 g pro Tag geschätzt. Die 3 g Chlorid pro Tag, die in 5 g Kochsalz enthalten sind, gelten als ausreichend.

3.2.4 Calcium

Vorkommen: Die besten Calciumquellen sind Milch und Milchprodukte.

Aufgaben: Calcium erfüllt zahlreiche Funktionen. Es stabilisiert Zellmembranen, Knochen und Zähne, übermittelt intrazellulär Signale, überträgt Reize im Nervensystem und fördert die Blutgerinnung. Der Calciumgehalt des Plasmas wird durch Hormone gesteuert und läßt sich nicht durch orale Zufuhr von Calcium erhöhen. Allerdings erniedrigt eine hohe Phosphatzufuhr den Calciumblutspiegel.

Mangel: Bei einem Calciummangel wird Knochensubstanz abgebaut, so dass sich eine Osteoporose (siehe 10.12) entwickeln kann.

Überdosierung: Wird Calcium überdosiert, so kann die Aufnahme von Zink behindert werden. Nach Calciumaufnahmen von etwa 4–5 g sind krankhafte Kalkablagerungen in Lunge, Nieren und subkutanem Gewebe sowie Nierensteine beschrieben worden.

Empfehlung: Calcium sollte besonders reichlich in der Wachstumsphase verzehrt werden, so dass die Knochen ausreichend mineralisiert werden. Für Jugendliche und Erwachsene reichen 800–1200 mg Calcium am Tag aus. Leider nehmen gerade Jugendliche häufig weniger auf. Schwangeren wird 1200 mg und Stillenden 1300 mg Calcium pro Tag empfohlen. Calcium benötigt Vitamin D zur Aufnahme, überschüssiges Phosphat vermindert dagegen den Calciumbestand. Daher sollte das Verhältnis von Phosphat zu Calcium 1,5 : 1 nicht übersteigen.

3.2.5 Phosphat

Vorkommen: Phosphat befindet sich insbesondere in eiweißreichen Lebensmitteln, wie Fleisch, Wurst und Fisch. Außerdem wird der Phosphatgehalt durch Zusatzstoffe, wie Schmelzsalze (Schmelzkäse) und Phosphorsäuren (Cola-Getränke), erhöht.

Aufgaben: Phosphat wirkt als Bestandteil von Adenosintriphosphat (ATP) bei der Speicherung von Energie mit, die durch den Abbau von Nährstoffen entsteht. Außerdem wird Phosphat für den Aufbau der Knochen, als Puffer um den pH-Wert konstant zu halten und als Baustein der Nucleinsäuren benötigt. Die Niere regelt den Phosphatspiegel des Serums.

Mangel: Phosphatmangel beruht nicht auf einer Fehlernährung, sondern resultiert aus Funktionsstörungen der Nieren. Folge ist eine nicht mehr ausreichende Mineralisierung der Knochen.

Überdosierung: Da sich Phosphat negativ auf den Calciumhaushalt auswirkt, sollten zu hohe Aufnahmen vermieden werden. Bei Niereninsuffizienz kann es zu einer hohen Phosphatkonzentration im Blut kommen. Daraufhin wird Calcium aus den Knochen freigesetzt, und Skelettveränderungen sind möglich.

Empfehlung: Die erwünschte Aufnahme hängt stark von der Calciumzufuhr ab. Das Calcium/Phosphat-Verhältnis sollte bei 1:1 bis 1:1,5 liegen. Säuglinge benötigen das Verhältnis 2:1, wie es in der Muttermilch vorliegt, da die Nieren Mineralstoffe noch nicht ausreichend ausscheiden können. Die meisten Menschen nehmen zu viel Phosphat auf. Daher lautet die Empfehlung, weniger phosphatreiche, dafür calciumreiche Lebensmittel zu verzehren.

3.2.6 Magnesium

Vorkommen: Magnesium befindet sich insbesondere in pflanzlichen Lebensmitteln, wie Vollkorngetreide, Hülsenfrüchten und Nüssen.

Aufgaben: Magnesium aktiviert zahlreiche Enzyme, insbesondere, die des Energiestoffwechsels. Es wirkt bei der neuromuskulären Reizübertragung und bei der Muskelkontraktion mit. Magnesium befindet sich zwar in den Knochen, wird jedoch im Gegensatz zum Calcium nur sehr langsam freigesetzt, so dass der Magnesiumgehalt des Blutes leicht absinkt.

Mangel: Ein Magnesiummangel kann bei Magen-Darm-Erkrankungen, andauerndem Leistungssport, starkem Schwitzen, hoher Stressbelastung und wiederholter Aufnahmen von Alkohol, Diuretika, Kortikoiden und oralen Kontrazeptiva erfolgen. Als Symptome treten Gefühllosigkeit, Kribbeln, Muskelschwäche, Zittern und Krampfanfälle auf.

Überdosierung: Überdosierungen wurden nach $MgSO_4$-Behandlungen von Schwangeren beobachtet. Die Neugeborenen zeigten gestörte Vitalfunktionen. Auch bei verminderten Nierenfunktionen sind Intoxikationen möglich.

Empfehlung: Erwachsene sollten 300–350 mg Magnesium pro Tag zu sich nehmen. In der Schwangerschaft werden keine höheren Mengen empfohlen. Allerdings wird Magnesium gelegentlich verordnet, um vorzeitige Wehen zu verhindern. Während der Stillzeit werden 375 mg Magnesium empfohlen.

3.2.7 Eisen

Vorkommen: Besonders reich an Eisen sind rotes Muskelfleisch, Fisch, Hülsenfrüchte, Hirse und Nüsse. Das Eisen aus Fleisch lässt sich besser ausnutzen als aus pflanzlichen Lebensmitteln. Jedoch steigert Vitamin C die Verfügbarkeit von pflanzlichem Eisen.

Aufgaben: Eisen dient in zahlreichen Wirkgruppen (Hämoglobin und Myoglobin, verschiedenen Enzymen) als Sauerstoffüberträger.

Mangel: Eisenmangel wird durch Fehlernährungen, starke Blutverluste und Störungen im Magen-Darm-Trakt verursacht. Infektanfälligkeit, Müdigkeit, Kältegefühl und Veränderungen an der Mund- und Ösophagusschleimhaut treten auf.

Überdosierung: Wird Eisen über einen sehr langen Zeitraum überdosiert, können Ablagerungen Gewebsschäden in Leber, Bauchspeicheldrüse und Herz verursachen. Besonders gefährdet sind Personen mit der Stoffwechselstörung Hämochromatose. Hier wird Eisen verstärkt gespeichert.

Empfehlung: Erwachsene sollten täglich 10 mg (Männer) bis 15 mg (Frauen) Eisen aufnehmen. In der Schwangerschaft werden 30 mg Eisen täglich und in der Stillzeit werden 20 mg Eisen empfohlen.

3.2.8 Jodid

Vorkommen: Die besten Jodlieferanten sind Seefische, wie Seelachs, Kabeljau und Rotbarsch, und einige Milchprodukte. Aufgrund des geringen Jodidgehaltes der meisten Lebensmittel wird die Verwendung von jodiertem Salz (15–25 µg Jod pro g Salz) empfohlen. Auch verarbeitete Lebensmittel können vom Hersteller damit gewürzt werden.

Aufgaben: Jod wirkt als Bestandteil von Schilddrüsenhormonen.

Mangel: Bei einem Jodmangel kann sich ein endemischer Kropf (Struma) bilden. Schwere Unterversorgungen mit Schilddrüsenhormonen führen beim Fetus zu irreparablen Entwicklungsstörungen (Kretinismus).

Überdosierung: Bei einem bestehenden Jodmangel-Kropf oder einer Jod-Akne können bereits 500 µg Jodid schädigend wirken. Ansonsten treten bei einer gesunden Schilddrüse mögliche Entgleisungen (Überfunktionen) erst ab 2000 µg Jodid pro Tag auf. Algen können sehr hohe Mengen Jodid enthalten und sollten daher nur in kleinen Mengen verzehrt werden.

Empfehlung: Erwachsene sollten am Tag 200 µg Jodid aufnehmen. In der Schwangerschaft werden 230 µg und in der Stillzeit 260 µg Jodid pro Tag empfohlen.

3.2.9 Zink

Vorkommen: Reich an Zink sind Milch und Milchprodukte, Fleisch, Fisch, Vollkorngetreide und Nüsse.

Aufgaben: Zink wirkt im Stoffwechsel als Bestandteil oder Effektor von zahlreichen Enzymen bei der Insulinspeicherung und im Immunsystem.

Mangel: Zinkmangel kann bei gestörter Absorption, Behandlung mit Chelatbildnern und Verbrennungen auftreten. Beobachtet wird gestörtes Wachstum, Appetitlosigkeit, verzögerte Wundheilung und verminderte Infektabwehr.

Überdosierung: Vergiftungen mit Magen-Darm-Störungen und Anämien konnten nach dem Verzehr von Lebensmitteln, die in zinkhaltigen Gefäßen aufbewahrt wurden, beobachtet werden.

Empfehlung: Erwachsenen wird eine tägliche Zufuhr von 12 mg (Frauen) bis 15 mg (Männer) Zink empfohlen. In der Schwangerschaft sollten 15 mg und in der Stillzeit 22 mg Zink aufgenommen werden.

3.2.10 Selen

Vorkommen: Zu den selenreichen Lebensmitteln zählen Fisch, Fleisch und Nüsse.

Aufgaben: Selen ist ein Bestandteil des Enzyms Glutathion-Peroxidase, das die Zellmembranen vor Oxidation schützt. Eine höhere Zufuhr zur Krankheitsprophylaxe ist wissenschaftlich nicht bewiesen.

Mangel: Extremer Mangel kann die Muskelfunktion stören.

Überdosierung: Selen ist schon seit langem als Umweltgift bekannt, das Haarausfall, Herzmuskelschwäche und Leberzirrhose bewirkt. Ein frühes Kennzeichen überhöhter Aufnahme ist ein knoblauchartiger Geruch.

Empfehlung: Für die Selenzufuhr existieren keine Empfehlungen, da der Bedarf bisher nicht ermittelt ist. Vermutlich reichen 20–100 µg Selen pro Tag aus, eine Menge, die mit der durchschnittlichen Kost aufgenommen wird.

3.2.11 Fluorid

Vorkommen: Reich an Fluorid sind einige Sorten schwarzer Tee und Mineralwässer.

Aufgaben: Fluorid gehört streng genommen nicht zu den essenziellen Spurenelementen, da bisher keine lebenswichtige Funktion bekannt ist. Jedoch wirkt Fluorid vorbeugend gegen Karies. Fluorid wird hauptsächlich in Zähne eingelagert, die noch nicht durchgebrochen ist. Deshalb erhalten Säuglinge und Kleinkinder eine kombinierte Prophylaxe mit Vitamin D und Fluorid. Danach wirkt Fluorid nur noch von außen, z. B. über die Zahnpasta.

Überdosierung: Fluor und seine Salze sind giftig und müssen daher genau dosiert werden. Fluorid inaktiviert eine Reihe von Enzymen und kann somit bei Überdosierungen zahlreiche Organe und Gewebe schädigen. Erhalten Kinder zu große Mengen, so entstehen Flecken und Verfärbungen am Zahnschmelz (Dentalfluorose).

3.3 Sekundäre Pflanzenstoffe

Sekundäre Pflanzenstoffe sind in Obst, Gemüse, Getreide und Hülsenfrüchten enthalten. Studien belegen einen positiven Einfluss.

Carotinoide hemmen oxidative Vorgänge im Organismus. Damit schützen sie vermutlich vor Herz-Kreislauf-Erkrankungen und einigen bösartigen Tumoren und wirken positiv auf das Immunsystem.

Phytosterine ähneln dem Cholesterin, das in tierischen Fetten vorkommt, und können dadurch den Cholesterinspiegel senken. Sie sind in Pflanzensamen und damit auch in Pflanzenfetten enthalten.

Saponine galten bisher als Giftstoffe, da sie beim Tier zu Störungen der roten Blutkörperchen (Hämolyse) führten. Neuere Studien zeigten keine negativen Wirkungen beim Menschen, sondern eher fördernde Funktionen. Diese Bitterstoffe sind in Hülsenfrüchten enthalten.

Glucosinolate werden antikanzerogene, antimikrobielle und Cholesterin senkende Wirkungen zugesprochen. Sie geben Kohlgemüse, Knoblauch und Senf den typischen Geschmack.

Polyphenole wirken antikanzerogen, antimikrobiell, antioxidativ, antithrombotisch, Immunsystem stärkend, Cholesterin und Blutzucker senkend. Sie sind in Gemüse, Obst und Vollkorngetreide enthalten.

Protease-Inhibitoren galten bisher als schädigend, da sie den Eiweißabbau hemmen. Jetzt wurden antikanzerogene, antioxidative sowie Blutzucker senkende Eigenschaften nachgewiesen. Diese Stoffe sind besonders in rohen Hülsenfrüchten und Getreide enthalten.

Monoterpene wirken in geeigneter Dosierung antikanzerogen, antimikrobiell und entzündungshemmend. Sie sind bekannt als Aromastoffe der Pfefferminze, des Kümmels und der Zitrusfrüchte.

Phytoöstrogene sind Stoffe, die den körpereigenen Östrogenen in ihrem Aufbau und ihrer Wirkung ähneln. Sie sind in Soja, Leinsamen und Vollkorngetreide enthalten.

Sulfide haben zahlreiche positive Wirkungen, besonders gegen Infektionen und Herz-Kreislauf-Erkrankungen. Sie sind für den scharfen, schwefligen Geschmack in Zwiebelgemüsen verantwortlich.

Lektine waren bisher wegen ihrer schädigenden Wirkung besonders auf das Blut (hämagglutinierend) bekannt. Jetzt wurden positive Effekte auf den Blutzuckerspiegel entdeckt. Die Lektine befinden sich besonders in rohen Hülsenfrüchten.

3.4 Vitamin- und Mineralstoffpräparate

Viele Multivitaminpräparate sind unsinnig, da einige Vitamine und Mineralstoffe bei falscher Anwendung erhebliche Nebenwirkungen aufweisen und sich die Stoffe teilweise gegenseitig bei der Aufnahme behindern. Vitamin- und Mineralstoffpräparate, die eigentlich zu den Medikamenten gezählt werden, sollten nur in Absprache mit dem Arzt eingenommen werden.

3.4.1 Vitamin- und Mineralstoffzusätze in Lebensmitteln

Der Lebensmittelmarkt bietet zahlreiche Produkte, die mit Vitaminen oder Mineralstoffen angereichert werden (Abb. 3.1). Das reicht vom Multivitaminsaft bis zum Vitamin-Bonbon. Hierbei besteht die Gefahr, dass die negativen Auswirkungen, z. B. Karies, übersehen werden. Außerdem werden einige Lebensmittel nur geringfügig mit Vitaminen bzw. Mineralstoffen angereichert, andere enthalten zu große Mengen dieser Substanzen, so dass eine Überdosierung nicht ausgeschlossen werden kann. Der Verbraucher vermag dann nicht mehr zu entscheiden, wie brauchbar das Lebensmittel für ihn ist. Da die meisten Menschen ausreichend mit Vitaminen und Mineralstoffen versorgt sind und nur bestimmte Risikogruppen einen Mangel an einzelnen Vitaminen und Mineralstoffen haben, ist eine Anreicherung unnötig. Eine Ausnahme bildet hier das jodierte Speisesalz, welches wegen des verbreiteten Jodmangels gerade bei Kindern, Jugendlichen und Schwangeren verwendet werden sollte.

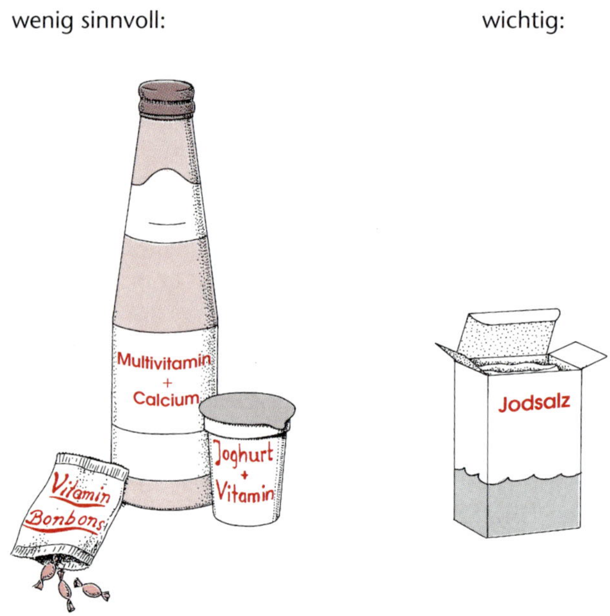

Abb. 3.1: **Vitamin- und mineralstoffangereicherte Lebensmittel**

MERKE

- Die zusätzliche Aufnahme von Vitaminen und Mineralstoffen sowie die Anreicherung von Lebensmitteln mit Vitaminen und Mineralstoffen sind nicht sinnvoll.
- Es sollte lediglich jodiertes Speisesalz verwendet werden, da hier ein echter Mangel besteht.

4 Wasserhaushalt

LERNZIEL

- Aufgabe des Wassers verstehen und Bedarf abschätzen können.

Der Wasseranteil am Körpergewicht beträgt beim Erwachsenen 50–60 %, wobei Muskelmasse mehr Wasser enthält als Fettgewebe. Beim Säugling liegt er wegen des relativ größeren Gehalts an extrazellulärer Flüssigkeit sogar bei 70 %.

Aufgaben: Wasser spielt im menschlichen Organismus eine bedeutende Rolle. Es dient als:

- Baustoff: Zellen und Gefäße erhalten ihre Gestalt durch den Wasseranteil.
- Lösungsmittel: In Wasser lösen sich sowohl organische (hydrophile) wie anorganische Stoffe.
- Transportmittel: Die gelösten Stoffe werden mit dem Wasser transportiert, insbesondere im Blutkreislauf.
- Quellmittel: Wasser dient als Quellmittel für Ballaststoffe, wodurch eine gute Verdauung ermöglicht wird.
- Temperaturregulator: Durch Wasserverdunstung (Schwitzen) wird Wärme abgeführt.

Empfehlung: Wichtig ist die Unterscheidung zwischen dem täglichen *Wasserbedarf* und der *Trinkmenge*. Als *Wasserbedarf* wird die Summe aus Getränken, Nahrung und Oxidationswasser verstanden. Damit liegt er erheblich über der Trinkmenge.

Der tägliche *Wasserbedarf* des Körpers ist vom Lebensalter abhängig. So müssen Säuglinge täglich 20 % ihres Gesamtkörperwassers ersetzen (Wasserumsatz), Erwachsene dagegen nur 6 %. Die Niere des Neugeborenen kann den Harn noch nicht ausreichend konzentrieren, so verliert der kleine Organismus viel Wasser über den Urin und er ist besonders gegenüber Wasserverlusten gefährdet.

Tab. 4.1: **Wasserbilanz des Erwachsenen**

Wasseraufnahme	mg/Tag	Wasserabgabe	mg/Tag
Getränke	1300	Urin	1300
Wasser aus der Nahrung	800	Stuhl	150
Oxidationswasser*	300	Lunge	450
		Haut	500
Gesamtwasseraufnahme	2400	Gesamtwasserabgabe	2400

* Das Oxidationswasser entsteht bei dem Abbau von Kohlenhydraten, Fetten und Eiweiß zu CO_2 und Wasser

An Gesamtwasser benötigen Säuglinge knapp 1000 ml täglich, Kinder je nach Alter zwischen 1000 und 2000 ml. Jugendliche bis zu 19 Jahren haben den höchsten Wasserbedarf (bis 2700 ml) und im Alter sinkt er wieder auf 1800 ml. Schwangere benötigen ca. 2500 ml, Stillende sogar 3200 ml täglich an Flüssigkeit.

Folgende Faktoren erhöhen den Wasserbedarf: reichlicher Verzehr von Kochsalz und Eiweiß, körperliche Anstrengungen, Hitze, Fieber, Erbrechen und Durchfälle.

Wasserbilanz

Das Verhältnis von Gesamtwasseraufnahme und -abgabe wird als *Wasserbilanz* bezeichnet. Sie berechnet die Wasseraufnahme (siehe Tab. 4.1) und Wasserabgabe über Urin, Stuhl, Lunge und Haut. Bei einigen Erkrankungen ist diese Bilanz gestört und wird daher zur Diagnose und Therapie herangezogen. So zeigt die *Wasserbilanz* den Funktionszustand der Nieren z. B. bei der Niereninsuffizienz an. Zur Überprüfung der Wasserbilanz gehört die tägliche Gewichtskontrolle: Bleibt das Körpergewicht konstant, ist Wasseraufnahme und -ausscheidung ausgeglichen.

Die *Wasserbilanz* des gesunden Erwachsenen in Ruhe und gemäßigtem Klima stellt Tab. 4.1 dar.

Mangel: Ältere Menschen trinken häufig zu wenig, da sie weniger Durst als jüngere Menschen empfinden. Durch den Wassermangel werden die Stoffwechselprodukte nicht mehr ausreichend ausgeschieden und es kann zum Ausfall von Harnsäure kommen (siehe 10.8). Außerdem fehlt Wasser, um den Stuhl weicher zu machen und es kommt zu Verstopfungen (siehe 10.11.5). Wassermangel führt weiter zu Schwindelgefühl, Kopfschmerzen, Atemnot, vermindertem Blutvolumen, Gehunfähigkeit, Krämpfen und Delirium. Gerade kranke Menschen, die Medikamente einnehmen, sollten ausreichend trinken, einerseits, damit sich die Medikamente gut verteilen und an den Wirkort gelangen, andererseits, damit sie wieder ausgeschieden werden.

MERKE

- Wasser ist lebensnotwendig. Daher müssen die Verluste täglich ausgeglichen werden.

5 Getränke

Über die Getränke nehmen wir die größte Flüssigkeitsmenge auf, daher sind sie besonders wichtig.

Vor allem ältere Menschen trinken häufig zu wenig. Folgen sind dann Verstopfungen oder Kreislaufstörungen. Gesunde Erwachsene sollten jeden Tag 1–2 Liter trinken. Wesentlich größere Mengen sind nicht sinnvoll, denn sie führen meist zu einem Überangebot anderer Inhaltsstoffe (Zucker, Salz usw.). Außerdem können sie den Appetit auf wichtige Lebensmittel vermindern.

Die Auswahl der Getränke ist für die Gesundheit nicht unbedeutend.

MERKE

- Gesunde Erwachsene sollten jeden Tag 1–2 Liter trinken.

5.1 Coffein- und alkoholfreie Getränke

Getränke der ersten Wahl sollten *Leitungswasser* guter Qualität und daraus hergestellte Früchtetees sowie natriumarmes Mineralwasser sein. Das Leitungswasser wird laufend kontrolliert und muß strenge hygienische Auflagen erfüllen. Probleme bereiten in ländlichen Regionen mit intensiver Tierhaltung erhöhte Nitrat-und Nitritwerte. Je nach Mineralstoffgehalt des Wassers können Leitungsrohre zu Rückständen (Blei, Kupfer) führen. Auskunft über die Wasserqualität erteilen die Wasserwerke bzw. Behörden der Lebensmittelüberwachung.

Besonders Säuglinge benötigen eine gute Wasserqualität, da z.B. Nitrit zu einem lebensbedrohlichen Sauerstoffmangel (Methämoglobinämie) führen kann. Mineralwasser mit dem speziellen Vermerk «geeignet für die Zubereitung von Säuglingsnahrung» darf nur wenige Mineralien (z. B. NaCl) und Nitrit enthalten. Es eignet sich auch für Erwachsene. Da Kohlensäure das Wasser vor mikrobiellem Verderb schützt, ist es für Menschen mit geschwächtem Immunsystem (Säuglinge, Senioren, Kranke) besser geeignet. Gegebenenfalls kann die Kohlensäure mit einem Löffel herausgerührt werden.

Kräutertees sollten öfter einmal gewechselt werden, denn Heilkräuter können auch Nebenwirkungen haben. So wirkt Pfefferminze zwar beruhigend auf den Magen, kann jedoch auch Verstopfung fördern. Ebenso sind Heilquellen nur über einen bestimmten Zeitraum (Kur) förderlich für die Gesundheit.

Frischgepresste Säfte oder *Fruchtsäfte*, die zu 100 % aus Fruchtsaft bestehen, liefern Fruchtzucker, Mineralien und Vitamine; können aber auch bei guter Qualität aufgrund ihres Gehaltes an Fruchtzucker und Säure den Zahnschmelz angreifen. Daher gehören sie genau wie andere zuckerreiche Getränke nicht in die Nuckelflasche von Kindern. Fruchtsäfte lassen sich gut mit Wasser verlängern (z. B. Apfelschorle).

Fruchtsaftgetränke, Fruchtnektare und *Limonade* enthalten reichlich Zucker und in abnehmender Reihenfolge wenig Mineralien. Wer sie gerne trinkt, sollte sie mit viel Wasser mischen, damit der Durst gelöscht wird. Mit Süßstoff gesüßte Erfrischungsgetränke (kalorienarm) eignen sich für Diabetiker und Menschen mit Gewichtsproblemen.

Gemüsesäfte sind energiearm und liefern reichlich Mineralien.

Milch und *Buttermilch* zählen zwar wegen der Nährstoffe zu den Lebensmitteln, liefern jedoch auch Wasser. Sie eignen sich für Kinder und Patienten, die nur einen geringen Appetit verspüren. Milch lässt sich als Kakao oder Mixgetränk mit frischem Obst zubereiten.

5.2 Coffeinhaltige und alkoholische Getränke

Coffein- und alkoholhaltige Getränke zählen wegen ihrer anregenden Wirkung zu den Genussmitteln.

Coffeinhaltige Getränke

Zu den coffeinhaltigen Getränken gehören Kaffee, grüner bzw. schwarzer Tee, Matetee sowie Cola-Getränke und Energie-Drinks. Coffein stimuliert das Zentrale Nervensystem, indem es die Konzentrationsfähigkeit erhöht und Müdigkeit unterdrückt. Es kann jedoch auch Nervosität und durch seine parodoxe Wirkung Müdigkeit besonders bei Schlafdefizit erzeugen. Es wirkt harntreibend (diuretisch) und entzieht dem Körper damit Wasser und Mineralstoffe.

Kaffee enthält neben dem Coffein Röststoffe, die die Magensäureproduktion anregen (Vorsicht: Magengeschwür). Im Kaffeesatz von ungefiltertem Kaffee befindet sich ein Stoff, der die Cholesterinwerte erhöhen kann. Beim Filterkaffee wird dieser Stoff aufgefangen. Gesunde Menschen sollten am Tag nicht mehr als 5 kleine Tassen Kaffee trinken.

Tee wird in Deutschland hauptsächlich als schwarzer Tee getrunken. Da Coffein gebunden vorliegt, wird es langsamer über einen längeren Zeitraum freigesetzt. Bei Magenerkrankungen und Herz-Kreislauf-Erkrankungen wird nach heutigem Kenntnisstand Tee dem Kaffee vorgezogen. Tee vermindert jedoch die Eisenaufnahme und wirkt leicht stopfend. Grüner Tee wird in asiatischen Ländern bevorzugt, während in anderen Ländern dieser Tee fermentiert (schwarzer Tee) getrunken wird. Inwieweit der grüne Tee besondere Auswirkungen auf die Gesundheit hat, ist nicht geklärt. Als Richtwert für Tee gelten ebenfalls 5 kleine Tassen.

Energie-Drinks und *Cola-Getränke* werden besonders von Jugendlichen bevorzugt. Sie enthalten viel Zucker sowie Coffein in unterschiedlichen Mengen. Gesundheitlich sind sie alkoholischen Getränken vorzuziehen, da Alkohol schädlicher ist als Coffein. Cola-Getränke mindern wegen der Phosphatzusätze die Calciumversorgung, daher sind sie für Kinder weniger geeignet.

Alkoholische Getränke

Alkoholische Getränke gehören zu den entbehrlichen Energielieferanten, da sie keine wichtigen Nährstoffe liefern. Sie führen wegen ihres hohen Kaloriengehaltes und ihrer anregenden Wirkung auf den Appetit leicht zu Übergewicht. Darüber hinaus können sie die Gesundheit schädigen. Sie sollten daher nur gelegentlich getrunken werden.

Laut Ernährungsbericht 1996 nehmen Männer zwischen 25 und 51 Jahren 6,9 % ihres Energiebedarfes und Frauen 3,7 % durchschnittlich über alkoholische Getränke auf. Alkohol wirkt diuretisch und führt zu Wasser- und Elektrolytverlusten. Abgesehen davon ist Alkohol ein Zellgift, welches bei regelmäßigem und übermäßigem Genuss zu Organschäden führt (z. B. Leberzirrhose, Enzephalopathie).

Überhöhter, regelmäßiger Alkoholkonsum kann:

- die Schleimhäute des Verdauungstraktes schädigen,
- die Leber als Organ des Alkoholabbaus verändern (Fettleber, Zirrhose),
- die Bauchspeicheldrüse schädigen (Pankreatitis),
- die Harnsäureausscheidung hemmen und Gicht auslösen,
- Sucht erzeugen,
- die Hirn- und Nervenfunktionen schädigen,
- eine Unterversorgungen mit Nährstoffen erzeugen,
- unterschiedliche Krebsarten fördern oder auslösen,
- die Triglyceride im Blut erhöhen (Arterioskleroserisiko),
- den Blutdruck erhöhen (13, 27).

MERKE

- 1 g Alkohol enthält 7 kcal bzw. 30 kJ, ein Liter Wein enthält 700 kcal!
- Alkoholische Getränke sind Genussmittel; sie sollten nur gelegentlich getrunken werden.

TESTFRAGEN

Vitamine, Mineralstoffe, Wasser und Alkohol

1. Warum sollen die wasserlöslichen Vitamine möglichst täglich aufgenommen werden?
2. Welches Vitamin wird für das Sehen benötigt?
3. Welches Vitamin ist für die Aufnahme von Calcium besonders wichtig?
4. Welche Lebensmittel sind besonders reich an Jod?
5. Welche Mineralstoffe nehmen wir eher zuviel auf?
6. Benötigen wir Lebensmittel, die mit Vitaminen angereichert sind?
7. Wieviel Wasser benötigt der menschliche Körper pro Tag?
8. Ein Patient trinkt zu wenig. Wie kann sein Flüssigkeitsbedarf gedeckt werden?
9. Wieviel Prozent des Körpergewichts eines Erwachsenen entfällt auf den Wasseranteil?
10. Wodurch wird der Wasserbedarf erhöht?
11. Wieviel Kilokalorien enthält ein Gramm Alkohol?

6 Fremdstoffe in Lebensmitteln

LERNZIEL

- Fremdstoffe in Lebensmitteln und deren gesundheitliche Bedeutung identifizieren.
- Strategien zur Vermeidung von gesundheitlichen Risiken entwickeln.

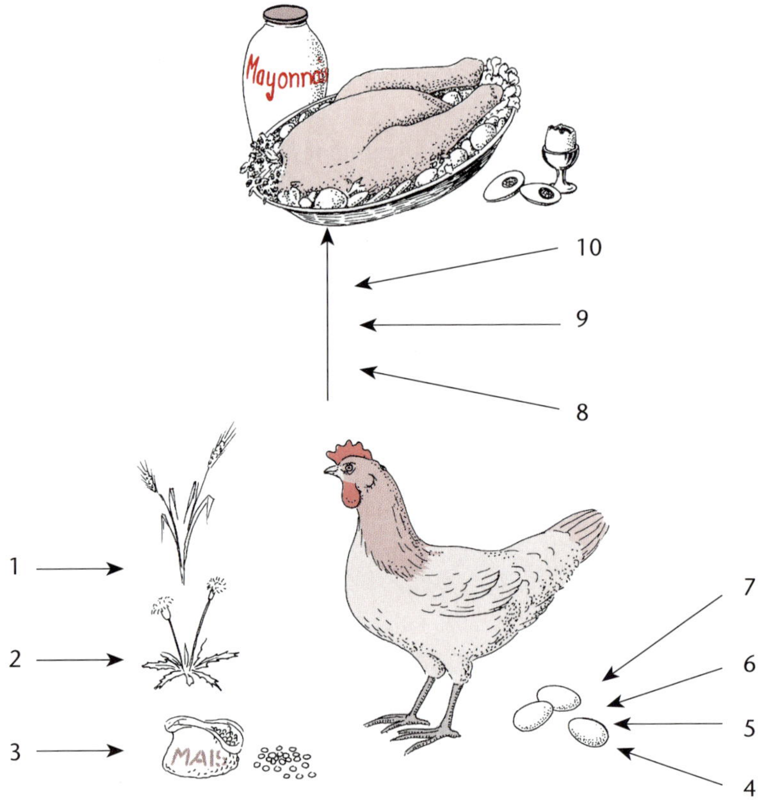

1 Emission aus der Umwelt (Industrie, Auto, Kernkraftwerk)
2 Pflanzenschutzmittel (Mittel gegen Unkräuter, Insekten und Pilze)
3 Rückstände bei Futtermittelgewinnung
4 Leistungsförderer (Medikamente, Vitamine)
5 Arzneimittel (Antibiotika, Sulfonamide)
6 Desinfektionsmittel
7 Mikroorganismen (Salmonellen)
8 Zusatzstoffe
9 Technische Hilfsstoffe (Lebensmittelverarbeitung)
10 Verpackungsmaterial

Abb. 6.1: **Fremdstoffe in Lebensmitteln**

Fremdstoffe in Lebensmitteln (Abb. 6.1) gelangen auf unterschiedlichsten Wegen in die Lebensmittel. Teilweise werden sie bei der Produktion eingesetzt, wie z. B. Pflanzenbehandlungsmittel oder sind durch Umweltverschmutzung, wie z. B. Schwermetalle, bedingt.

6.1 Mikrobiologische Verunreinigungen

Mikrobiologische Verunreinigungen der Lebensmittel werden entweder durch die Mikroorganismen direkt oder durch ihre Stoffwechselprodukte hervorgerufen. Sie können sowohl zu akuten Infektionen unterschiedlichen Schweregrades als auch zu langfristigen Schäden (Krebs) führen. Daten zu den wichtigsten Lebensmittelinfektionen enthält Tab. 6.1. Bei den Erregern

Tab. 6.1: **Lebensmittelinfektionen**

Erreger	Vorkommen	Ursache	Symptome
Salmonella enteritidis	eiweißreiche, tierische Lebensmittel, wie Geflügel, Eier usw.	mangelnde Hygiene, überlagerte Lebensmittel, unzureichend gekühlt	Bauchschmerzen, Übelkeit, Durchfall, Fieber
Staphyloccocus aureus (Eitererreger bilden Gift)	durch Menschen zubereitete Lebensmittel	Infektion durch Menschen, Enterotoxin ist hitzestabil	Erbrechen, Durchfall, Leibschmerzen
Clostridium botulinum (bildet starkes Gift)	Lebensmittelkonserven	unzureichend erhitzte Konserven (hausgemacht), Bombagen (Gasbildung)	Übelkeit, Erbrechen, Atemlähmung, Tod (0,1–1 µg)
Bacillus cereus (bilden Gift)	alle eiweiß- und stärkereichen Lebensmittel	unzureichende Kühlung	Bauchschmerzen, Übelkeit, Durchfälle
Clostridium perfringens (bilden Gift)	zubereitete, eiweißreiche Lebensmittel, Fleischgerichte	mangelnde Hygiene, unzureichende Kühlung	Durchfälle, Übelkeit, Bauchkrämpfe
Listeria monocytogenes	insbesondere in der alkalischen Rinde von Käse (Schmierkäse, wie Romadur und Schimmelkäse, wie Camembert)	mangelnde Hygiene	Fieber, Blutvergiftung, Hirnhautentzündung, Vorsicht vor Infektion in der Schwangerschaft, da Schäden beim Ungeboren!
Toxoplasma gondii (Toxoplasmose)	in rohem oder nicht ausreichend erhitztem Fleisch	mangelnde Hygiene, Vorsicht Katzen sind häufig Ausscheider!	Fieber, grippeähnliche Symptome, Vorsicht bei Erstinfektion in der der Schwangerschaft! Früh-, Totgeburten und Störungen im ZNS beim Kind
Aspergillus Arten (Gifte: Aflatoxine)	verschimmelte Lebensmittel, Nüsse	falsche Lagerung, feuchte Hitze	krebserregend

handelt es sich im Wesentlichen um Bakterien und Pilze. Die Verunreinigung (Kontamination) erfolgt durch einen unsachgemäßen Umgang mit den Lebensmitteln bereits bei der Erzeugung oder bei der nachfolgenden Zubereitung.

MERKE

- Lebensmittel, die ungewohnt riechen, schimmeln oder faulen dürfen nicht mehr verzehrt werden.

6.2 Rückstände aus der Lebensmittelproduktion

Stoffe, die bei der Lebensmittelproduktion eingesetzt werden, können in Spuren oder auch größeren Mengen im Lebensmittel verbleiben. Diese Substanzen sind unterschiedlich giftig. Für einen Teil von ihnen schreibt das Lebensmittel- und Bedarfsgegenstände-Gesetz *Höchst-* bzw. *Richtwerte* (§ 14 Pflanzenschutzmittel-Höchstmengenverordnung, § 15 Stoffe mit pharmakologischer Wirkung) vor. Diese Werte sollen verhindern, dass gesundheitsgefährdende Stoffe in Nahrungsmitteln bestimmte Mengen überschreiten. Einen

Tab. 6.2: **Rückstände aus der Lebensmittelproduktion**

Substanzen	Aufgabe	mögliche Rückstände	Probleme
Pestizide: Fungizide, Herbizide, Insektizide	Pflanzenschutz vor: Pilzen, Unkräutern, Insekten	pflanzliche und tierische Lebensmittel, Grundwasser	Substanzen, die nur sehr langsam abgebaut werden, wie chlorierte Kohlenwasser stoffe. Nichteinhalten der rechtlichen Vorschriften
Düngemittel	Ertrag steigern	pflanzliche Lebensmittel	Nitrat → Nitrit, das bei Säuglingen Methämoglobinämie erzeugen kann. Nitrit + Amine = Nitrosamine, sie gelten als krebserregend
Tierarzneimittel	Krankheiten vorbeugen, heilen, Produktion steigern	vom Tier stammende Lebensmittel	illegale Anwendung, Höchstmengenüberschreitung, Nebenwirkungen der Medikamente
Desinfektionsmittel	Desinfektion von Tierställen, Lagerräumen und in der Lebensmittelverarbeitung	alle Lebensmittel	unsachgemäße Anwendung, Rückstände im Lebensmittel
Verpackungsmaterial und Behältnisse	Aufbewahren von Lebensmitteln	Lebensmittel, die mit dem Material in Kontakt kommen	Materialien, die nicht für Lebensmittel geeignet sind, können Stoffe abgeben, z.B. Weichmacher oder Schwermetalle

kleinen Überblick über die zahlreichen, unterschiedlichen Substanzen, die zur Rückstandsbildung beitragen können, liefert Tabelle 6.2.

MERKE

- Obst und Gemüse der Saison bevorzugen, da sie weniger Rückstände von Pflanzenbehandlungsmitteln enthalten!
- Obst und Gemüse gut abwaschen bzw. schälen!

6.3 Verunreinigungen aus der Umwelt

Viele Substanzen, die in die Umwelt abgegeben werden, gelangen von dort unerwünscht in die Nahrungskette. Es handelt sich sowohl um Substanzen, die natürlichen Ursprungs sind, wie z. B. Schwermetalle als auch um Substanzen, die vom Menschen produziert wurden, wie z. B. polychlorierte Biphenyle (PCB's) und Dioxine. Für einige dieser Schadstoffe existieren Grenz- und Richtwerte. Richtwertüberschreitungen verbieten jedoch noch nicht den Verkauf des entsprechenden Lebensmittels. Besondere Probleme bereiten die fettlöslichen Substanzen, die sich im Fettgewebe ansammeln. Da sie nicht ausgeschieden werden, reichern sich in der Nahrungskette an (Abb. 6.2). Bei der Muttermilch ist dann der empfindliche Säugling das letzte Glied der Kette. Einen Überblick über mögliche Verunreinigungen von Lebensmittel mit Umweltschadstoffen gibt Tab. 6.3. Die Einschränkung von Konsum und die Ver-

Tab. 6.3: **Umweltschadstoffe in Lebensmitteln**

Substanzen/Herkunft	Vorkommen	negative Auswirkungen
Schwermetalle: Cadmium, Blei, Quecksilber/Industrie und Abgase	pflanzliche und tierische Lebensmittel, insbesondere Niere und Leber	Schäden an Nieren, Nerven, Immunsystem und blutbildendem System
chlorierte Kohlenwasserstoffe: Dioxin, PCB's/Industrie, Müllverbrennung	tierische Fette, Milchfett, Muttermilch	reichern sich im Fettgewebe an, Schäden an Leber, Immunsystem und blutbildendem System, Krebs
Polyzyklische aromatische Kohlenwasserstoffe (PAK)/ Abgase und Grillen	Grünkohl, geräucherte und gegrillte Lebensmittel	Krebs
radioaktive Elemente/ Atomkraftwerke, Industrie	insbesondere Pilze, Wild	Erbgutschäden, Krebs
Nitrat/Überdüngung	Brunnenwasser, einige Gemüse, wie Spinat, Grüner Salat (Treibhaus) Rote Bete, Feldsalat	Nitrit (Methämoglobinbildung bei Säuglingen), Nitrosamine (krebserregend)

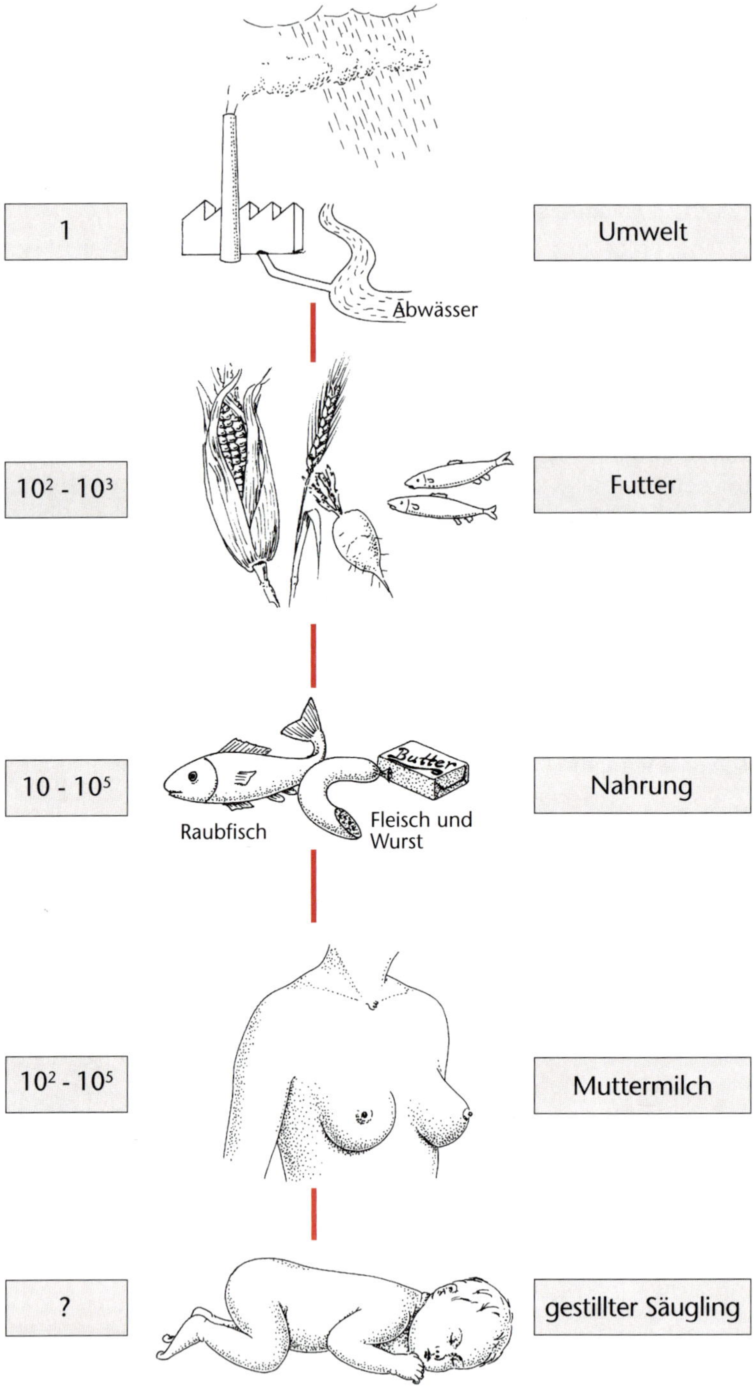

Abb. 6.2: **Mögliche Anreicherung fettlöslicher Schadstoffe in der Nahrungskette am Beispiel chlorierter Kohlenwasserstoffe in der Muttermilch**

minderung des Abfalls helfen mit, die Schadstoffbelastung der Umwelt zu reduzieren (Abb. 6.3).

MERKE

- Weniger Abfall produzieren, so daß weniger Schadstoffe anfallen!
- Selten Leber und Niere essen, da sie als Entgiftungs- und Ausscheidungsorgane reichlich Schadstoffe angesammelt haben können!
- Weniger tierische Fette essen, da in ihnen große Mengen chlorierter Kohlenwasserstoffe gespeichert sein können!

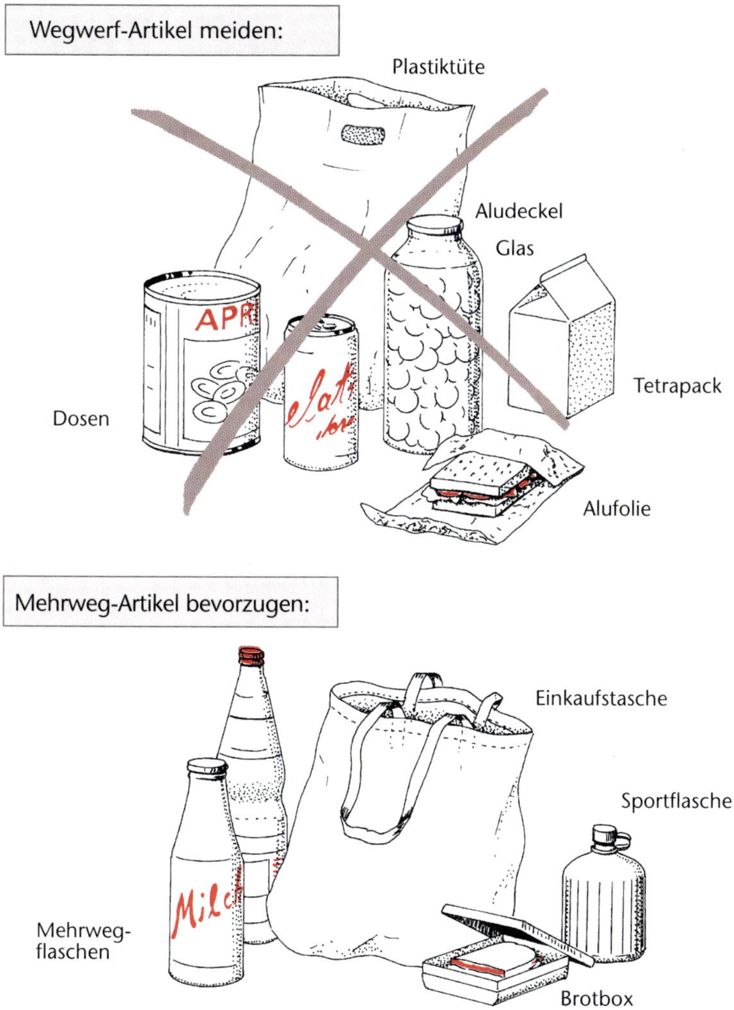

Abb. 6.3: **Abfall vermeiden schützt die Umwelt**

6.4 Zusatzstoffe

Zusatzstoffe werden den Lebensmitteln absichtlich zugesetzt (Abb. 6.4). Sie sollen die Gesamtbeschaffenheit oder bestimmte Eigenschaften der Lebensmittel verändern. Ob der Einsatz von Zusatzstoffen sinnvoll ist oder sogar negative Auswirkungen haben kann, wird heftig diskutiert. Dabei muss das Nutzen-Risiko-Verhältnis beachtet werden. So können Zusatzstoffe z. B. der Sicherheit dienen, wenn sie als Konservierungsstoffe vor dem Verderb schützen. Zusatzstoffe werden aber auch aus technologischen Gründen eingesetzt, um eine Massenproduktion zu ermöglichen. Die Lebensmittel sollen standardisiert werden, so dass jedes Produkt den gleichen Geschmack, das Gleiche Aussehen und die Gleiche Konsistenz besitzt. Über Zusatzstoffe in Lebensmitteln informiert Tab. 6.4.

Genehmigung

Zusatzstoffe müssen, bis auf einige Ausnahmen (alkoholische Getränke), auf dem Lebensmittel als Zutat angegeben werden, entweder mit dem Klassennamen, der E-Nummer (gilt für Europa) oder der chemischen Bezeichnung.

MERKE

- Zusatzstoffe müssen angegeben werden, so daß der Verbraucher selbst entscheiden kann, ob er Lebensmittel mit oder ohne Zusatzstoffe kaufen will.
- Da Zutatenlisten bei alkoholischen Getränken nicht vorgeschrieben sind, wird z. B. bei Wein nicht ersichtlich, wie stark er geschwefelt ist.

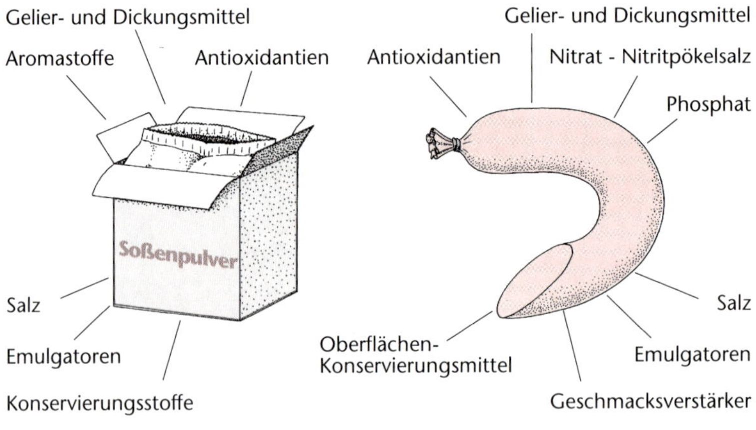

Abb. 6.4: **Zusatzstoffe in verarbeiteten Lebensmitteln**

Alle neu synthetisierten Zusatzstoffe benötigen die Zulassung der entsprechenden Gesundheitsbehörden. Sie dürfen die Gesundheit nicht nachweislich schädigen. Die Hersteller müssen Untersuchungen durchführen und belegen, welche Mengen für den Menschen unbedenklich sind. Dieses Verfahren gilt auch für Pflanzenbehandlungsmittel und Medikamente, die für Nutztiere verwendet werden. Das Verfahren soll an folgendem Beispiel erklärt werden:

1. Zusatzstoff XY soll zugelassen werden.
2. XY wird Tieren über das Futter verabreicht. Die Menge wird auf 1 kg Körpergewicht (KGW) des Tieres bezogen. Dann wird die höchste Menge, die täglich über einen langen Zeitraum aufgenommen werden kann und keinen beobachtbaren Effekt auslöst, ermittelt.

Kein beobachtbarer Effekt = XY/kg KGW

3. Diese Dosis muß jetzt auf den Menschen übertragen werden, denn es soll bestimmt werden, wie viel der Mensch täglich ohne Gesundheitsrisiko zu sich nehmen kann. Gesucht wird die annehmbare Tagesdosis (ATD) für den

Tab. 6.4: **Zusatzstoffe**

Klassen	E-Nummer	Bemerkungen zu den Stoffen
Farbstoffe	E 100–180	Azofarbstoffe können Allergien auslösen (Tartrazin)
Konservierungsstoffe	E 200–270	Schwefeldioxid kann Kopfschmerzen verursachen und Vitamin B_1 zerstören, Nitrat bzw. Nitrit als Pökelsalze für Wurstwaren, kann insbesondere durch hohe Temperaturen zu Nitrosaminen umgebaut werden (krebserregend)
Antioxidationsmittel	E 220–472	Butylhydroxitoluol E 321 kann Allergien auslösen
Emulgator, Stabilisator	E 320, 470	gelten als unbedenklich
Verdickungsmittel	E 400–466	natürliche Stoffe aus Pflanzen + Algen, evtl. laxierend (abführend)
Geschmacksverstärker	E 620–637	gelten als unbedenklich
Säuerungsmittel	E 260–579	gelten als unbedenklich
Trenn- und Überzugsmittel	E 530–915	einige Wachse sind kaum toxikologisch untersucht
modifizierte Stärke	E 1414–22	gelten als unbedenklich
künstlicher Süßstoff	Stoffname	gelten bei normaler Dosierung als unbedenklich
Zuckeraustauschstoff	E 420, 421	hohe Dosierung kann Durchfall erzeugen
Backtriebmittel	E 341–504	gelten als unbedenklich
Schaumverhüter		Fette und Glyceride, gelten als unbedenklich
Schmelzsalz	E 325–544	Phosphate sollten gemieden werden, sie stören den Calciumhaushalt

Menschen. Ein Sicherheitsfaktor (SF) soll die Unsicherheiten ausgleichen, die entstehen, wenn Tierversuche auf den Menschen übertragen werden und die Wirkung noch unbekannt ist.

$$SF = 10\text{–}2000$$

Unter Berücksichtigung des Körpergewichts ergibt sich:

$$ATD = \frac{\text{kein beobachtbarer Effekt} \times \text{Körpergewicht}}{SF}$$

Dieses Verfahren ist sicherlich nicht unproblematisch, denn die Übertragung von Reaktionen bei Tieren auf den Menschen birgt Risiken. Außerdem reagieren Kranke wesentlich empfindlicher als Gesunde.

Gelegentlich tauchen Flugblätter auf, die eine recht pauschale Gefährdung durch Zusatzstoffe und einige Lebensmittel aufzeigen wollen. Diese Papiere sind unsolide und entbehren jeglicher wissenschaftlicher Grundlage, auch wenn renommierte Institute als Quelle angegeben werden. Sicherlich sollte man den Umgang mit Zusatzstoffen kritisch prüfen und mögliche Risiken minimieren. Allerdings müssen die tatsächlichen Risiken benannt werden. Aktuelle Informationen liefern die Verbraucherverbände. Tab. 6.4 gibt einen kleinen Überblick über die gängigen Zusatzstoffe.

TESTFRAGEN

Fremdstoffe in Lebensmitteln

1. Wodurch entstehen die meisten Lebensmittelvergiftungen?
2. Kann man den Verzehr von Zusatzstoffen umgehen?
3. Wo lagern sich chlorierte Kohlenwasserstoffe ab?
4. Warum sind Schmelzsalze, die Phosphat enthalten, gesundheitlich bedenklich?
5. In welchen Lebensmitteln kann sich Nitrat oder Nitrit anreichern?
6. Darf eine Firma, die einen neuen synthetischen Zusatzstoff entwickelt hat, ihn sofort ohne Prüfung Lebensmitteln zusetzen?

7 Umgang mit Lebensmitteln

LERNZIEL

- Geeigneten Umgang mit Lebensmitteln erlernen.

Durch den richtigen Umgang mit Lebensmitteln lassen sich viele gesundheitliche Risiken minimieren. Gerade in der Hauspflege ist es notwendig, den Patienten mit einer hygienischen und schmackhaften Kost zu versorgen. Dabei sind verschiedene Aspekte zu beachten (Abb. 7.1):

1. Vermeiden, dass Lebensmitteln verderben (siehe 6.1),
2. Verringern der Schadstoffaufnahme (siehe 6.2, 6.3),
3. Erhalt von Nährwert und Geschmack (siehe 1.2).

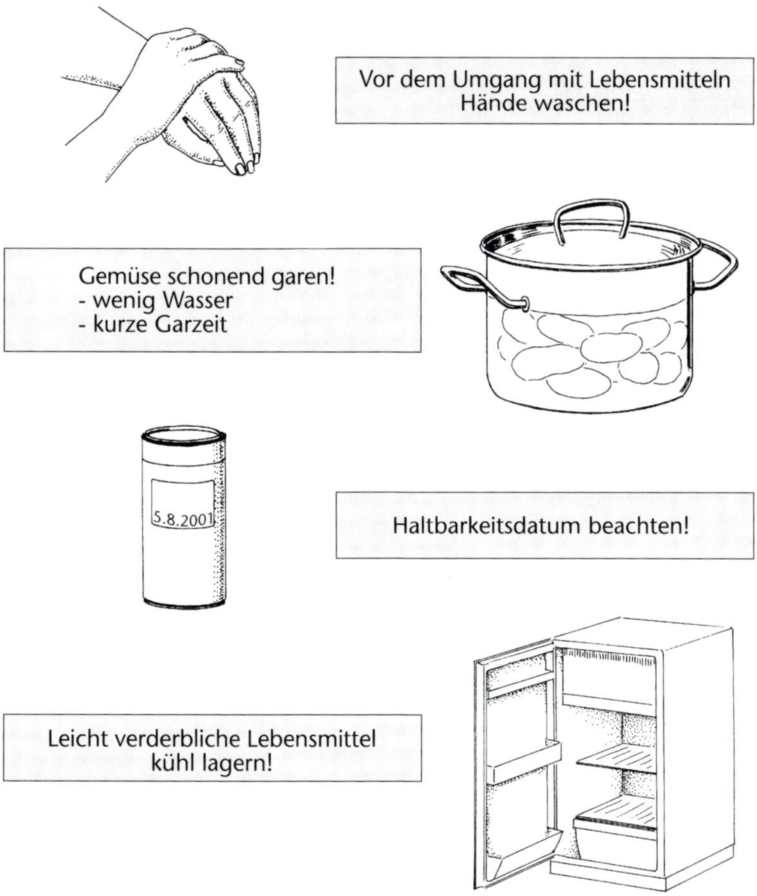

Abb. 7.1: **Umgang mit Lebensmitteln**

1. Damit Lebensmittel nicht verderben, gelten folgende Regeln:

Lagerung
- Lebensmittel richtig lagern, empfindliche Lebensmittel kühlen!
- Eier sofort kühlen!
- Mindesthaltbarkeitsdatum beachten!
- Geöffnete Lebensmittel, auch H-Milch, schnell verbrauchen!
- Kühlkette nicht unterbrechen!

Zubereitung
- Beim Umgang mit Geflügel auf besondere Hygiene achten: Geschirr, Handtücher und Hände müssen nach Kontakt mit rohem Geflügel gereinigt werden!
- Wer Lebensmittel zubereitet, muß sich vorher die Hände waschen und darf keine offenen Wunden (Staphylokokken) haben!
- Fleisch, besonders Geflügel, gut durchgaren, damit Salmonelleninfektionen verhindert werden!
- Gemüse und Obst müssen getrennt von verzehrfertigen Lebensmitteln gewaschen werden!
- Spinatgerichte nicht mehr aufwärmen (Nitrosaminbildung)! Vitamin C reduziert die Nitrosaminbildung!
- Reste möglichst vermeiden, ansonsten rasch, z. B. im Wasserbad herunterkühlen, kühlstellen und kalt oder aufgewärmt verzehren!

Sonstige Maßnahmen
- Menschen mit geschwächtem Immunsystem und Schwangere sollten kein rohes Fleisch verzehren!
- Für geschwächte Patienten Eier stets durchgaren!
- Alle verschimmelten Lebensmittel wegwerfen! Nur bei voll gezuckerter Marmelade kann der Schimmel vorsichtig entfernt werden!
- Gefiltertes Wasser vor dem Genuss erhitzen!

2. Um die Schadstoffaufnahme zu verhindern, gelten folgende Regeln:

Einkauf
- Obst und Gemüse der Saison einkaufen!
- Lebensmittel aus ökologischem Anbau bevorzugen!
- Erwachsene sollten pro Woche nicht mehr als 200–250 g Wildpilze verzehren!
- Innereien, insbesondere älterer Tiere, nur gelegentlich verzehren!
- Magere Hochseefische (Kabeljau, Seelachs) auswählen, Fische aus stark belasteten Flüssen (Elbaal) meiden!

Lagerung
- Nur Geschirr- und Verpackungsmaterialien verwenden, die für Lebensmittel geeignet sind!
- Inhalt von geöffneten Dosen sofort in geeignete Behälter umfüllen!

Zubereitung
- Obst und Gemüse schälen oder gut waschen und mit einem Tuch abreiben!

3. Um Nährwerte und Geschmack zu erhalten gelten folgende Regeln:
   - Möglichst frische Ware verwenden!
   - Gemüse erst waschen, dann zerkleinern!
   - Erst kurz vor dem Verzehr zubereiten!
   - Gemüse kurz bei geeigneter Temperatur garen!
   - Wenig Garflüssigkeit benutzen und anschließend mitverwenden!

TESTFRAGEN

Umgang mit Lebensmitteln

1. Warum wird Gemüse möglichst nur kurze Zeit gegart?
2. Warum wird ein sparsamer Verzehr von Wildpilzen empfohlen?

8 Lebensmittelrecht

Das Lebensmittel und Bedarfsgegenständegesetz (LMBG) ist für die Belange der Lebensmittel und Bedarfsgegenstände in der Bundesrepublik Deutschland zuständig. Es besteht aus folgenden Teilbereichen:

1. Gesundheitsschutz

Nach den §§ 8, 24, 30 des LMBG ist es verboten, Lebensmittel, kosmetische Mittel und sonstige Bedarfsgegenstände, die geeignet sind, die menschliche Gesundheit zu schädigen, für andere herzustellen oder in den Verkehr zu bringen. Hier können Rechtsverordnungen eingreifen:

Beispiel 1: Die «Hühnereier-Verordnung» zum Schutz vor Salmonellen-Infektionen enthält:

- Kühlhinweis (gibt an, ab welchem Datum die Eier gekühlt werden müssen),
- Mindesthaltbarkeitsdatum,
- Regelungen für den Umgang mit Roheiern in der Großküche.

Beispiel 2: Die «Diät-Verordnung» legt fest, welche Lebensmittel als «diätetisch», «diätgeeignet», «Diät-», «Diätkost» usw. bezeichnet werden dürfen (Abb. 8.1). Diese Lebensmittel müssen immer einem besonderen Ernährungszweck dienen. Sie werden für Menschen mit besonderen Ernährungsbedürfnissen, wie z. B. Diabetes mellitus, angeboten. Sie unterliegen einer besonderen Kennzeichnungspflicht. Aus der nachstehenden Liste müssen neben den Punkten 1–5, die für alle Lebensmittel gelten, zusätzlich die Punkte 6–8 angegeben werden.

1. Verkehrsbezeichnung
2. Mengenangabe
3. Mindesthaltbarkeit
4. Zutatenverzeichnis
5. Name und Anschrift des Herstellers
6. besonderer Ernährungszweck
7. besondere qualitative und quantitative Zusammensetzung
8. Angabe von Energie, Eiweiß, Fett und Kohlenhydraten

Säuglings- und *Kleinkindernahrung* müssen nach der Diätverordnung besondere Vorschriften hinsichtlich Hygiene, Rückständen und Zusatzstoffen erfüllen. Mineralwasser, das die Aufschrift trägt «geeignet für die Zubereitung von Säuglingsnahrung» darf pro Liter höchstens 10 mg Nitrat, 0,02 mg Nitrit, 20 mg Natrium, 1,5 mg Fluorid und eine begrenzte Keimzahl aufweisen. Für Säuglings- und Kleinkindernahrung liegen die Grenzen pro Kilogramm verzehrsfertige Kost für Nitrat bei 250 mg und für Pflanzenschutz-, Schädlingsbekämpfungs- und Vorratsschutzmittel bei 0,01 mg.

Die §§ 2, 11, 12 regeln die Zusatzstoffe (siehe 6.4). § 14 regelt die Rückstände von Pflanzenschutz- und sonstigen Mitteln. § 15 regelt die Stoffe mit pharmakologischer Wirkung in oder auf tierischen Lebensmitteln.

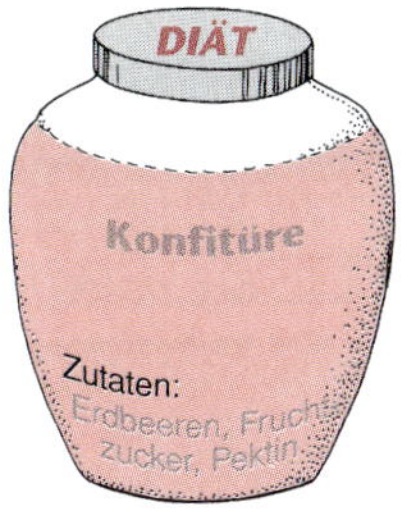

"Zur besonderen Ernährung bei Diabetes mellitus im Rahmen eines Diätplanes."

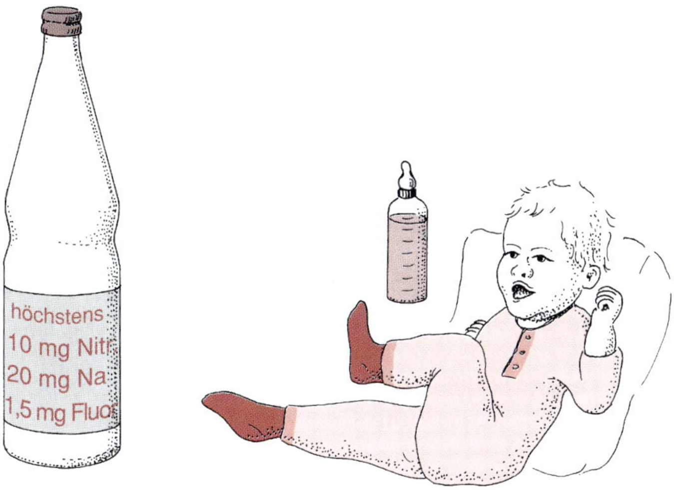

"Geeignet für die Zubereitung von Säuglingsnahrung."

Abb. 8.1: **Diätetische Lebensmittel**

2. Täuschungsschutz

3. Lebensmittelüberwachung

Das Lebensmittel- und Bedarfsgegenständegesetzt regelt auch die Lebensmittelüberwachung, für deren Durchführung die Länder zuständig sind. Die Überwachung soll den Verbraucher vor Täuschung, Irreführung und gesundheitlichen Schäden schützen. Besonders kontrolliert werden Betriebe, die Lebensmittel herstellen, verarbeiten und verkaufen. Möchte ein Verbraucher eine Ware beanstanden, kann er sich an die zuständige Lebensmittelüberwachungsbehörde wenden, z. B. das Ordnungsamt, die örtliche Polizeibehörde oder das Veterinäramt.

4. Lebensmittelstrafrecht

Durch den EU-Binnenmarkt gelten nationale Gesetze nur noch bedingt, denn EU-Recht bricht nationales Recht. Das bedeutet, dass die Regelungen der EU für alle Mitgliedsstaaten verbindlich sind.

EU-Verordnung und -Richtlinie

Eine **EU-Verordnung** entspricht einem innerstaatlichen Gesetz. Sie hat allgemeine Geltung und ist verbindlich. Sie gilt sofort und unmittelbar in jedem EU-Mitgliedstaat. Eine **EU-Richtlinie** ist hinsichtlich ihrer Ziele für alle Mitgliedstaaten verbindlich. Sie muss in nationales Recht umgesetzt werden. Die Grenzkontrollen für Lebensmittel aus EU-Mitgliedstaaten fallen weg.

Novel food

Im Rahmen des freien Warenverkehrs in der Europäischen Union werden «neuartige Lebensmittel», sog. Novel food durch die «Verordnung über neuartige Lebensmittel und neuartige Lebensmittelzutaten» geregelt. Zu diesen Lebensmittel zählen z. B. auch gentechnisch hergestellte Lebensmittel. Sofern *nachweisbare* Unterschiede zu gleichwertigen Lebensmittel bestehen, sollten sie streng kontrolliert und müssen gekennzeichnet werden. Für gentechnisch produzierte Lebensmittel heißt das: handelt es sich um ein Produkt mit verändertem Genmaterial, wie z. B. die «Anti-Matsch-Tomate», so muss das gekennzeichnet werden. Ist das Lebensmittel von einem gentechnisch veränderten Organismus produziert worden, enthält jedoch kein verändertes Genmaterial, so muß es nicht gekennzeichnet werden.

Gentechnik wird zurzeit sehr kontrovers diskutiert. Bei der Produktion von Lebensmitteln stellt sich die Frage, ob der Einsatz von Gentechnik sinnvoll ist. Mögliche gesundheitliche Risiken ergeben sich für Allergiker. Außerdem kann eine Resistenz gegenüber Pflanzenbehandlungsmittel bei Nutzpflanzen zu einem erhöhten Einsatz dieser Gifte führen.

TESTFRAGEN

Lebensmittelrecht

1. Vor welchen Beeinträchtigungen versucht das LMBG zu schützen?
2. Ist das Lebensmittelrecht in allen EU-Staaten gleich?

Diätetik

LERNZIEL

- Prinzipien der Diätetik verstehen und dadurch richtig einsetzen.

Der Begriff Diätetik umfasste ursprünglich alle Elemente einer ausgewogenen Lebensweise, die ein langes, zufriedenes Leben garantieren. Heute wird mit Diätetik eine Ernährungsweise bezeichnet, die entweder Krankheiten lindert oder einen geänderten Bedarf bzw. Fehlfunktionen ausgleicht. Die spezielle Kost für Senioren, Schwangere, Stillende und Säuglinge gehört mit zur Diätetik, da die Ernährung einem besonderen Bedarf angepasst wird.

Wichtige Prinzipien der Diätetik sind:

1. Grundlage bildet eine bedarfsgerechte Ernährung.
2. Organe werden nicht unnötig ruhiggestellt.
3. Nur Ernährungsumstellungen, die wissenschaftlich begründet sind, werden vorgenommen.
4. Bei mehreren Erkrankungen werden alle diätetisch berücksichtigt. Eventuell sind Schwerpunkte festzulegen.
5. Die Diät muß den Patienten erreichen, er soll sie verstehen und akzeptieren.
6. Das Essen soll schmecken, denn Genuss ist ein wichtiger Teil im Heilungsprozess. Dazu wird auf individuelle Vorlieben des Patienten eingegangen.

9 Ernährung in verschiedenen Lebensphasen

9.1 Ernährung in Schwangerschaft und Stillzeit

LERNZIEL

- Erfassen, wie die Ernährung für Schwangere und Stillende beschaffen sein sollte, damit gesundheitliche Risiken für Mutter und Kind ausgeschlossen werden.

In der Schwangerschaft und Stillzeit muss die Ernährung den körperlichen Veränderungen der Frau und dem Bedarf des Ungeborenen bzw. des Säuglings angepasst werden. Der Bedarf einiger Vitamine und Mineralstoffe steigt in dieser Zeit erheblich (siehe 3). Mit Ausnahme von Vitamin A (siehe 3.1.1), das in höheren Dosen besonders in den Ersten Monaten den Embryo schädigen kann. Die Vorstufe von Vitamin A, das Beta-Carotin, ist unbedenklich.

MERKE

- Schwangere sollten keine Leber verzehren, da sie erhöhte Mengen an Vitamin A enthalten kann!

Energie- und Flüssigkeitsbedarf: Der gestiegene Energiebedarf wird während der Schwangerschaft lediglich mit einer Zulage von 300 kcal/Tag ab dem 4. Monat veranschlagt. Ob diese Zulage wirklich ausreicht, ist gerade für große Frauen fraglich. Frauen sollten während der Schwangerschaft etwa 9–18 kg, vor allem ab dem 4. Monat stetig an Gewicht zunehmen. Der Energiebedarf der Stillenden erhöht sich deutlich um etwa 700 kcal. Während dieser Zeit sollte möglichst nicht abgenommen werden, da sonst aus den Fettdepots vermehrt Schadstoffe, z. B. chlorierte Kohlenwasserstoffe, in die Milch gelangen (siehe 6.3). Während einer normal verlaufenden Schwangerschaft wird wie gewohnt Flüssigkeit aufgenommen. In der Stillzeit benötigt der Körper wesentlich mehr Getränke, da ja über die Milch viel Wasser abgegeben wird. Tab. 9.1. enthält die Speisenplanzulage für Schwangerschaft und Stillzeit (siehe Tab. 1.2).

Verdauung: In der Schwangerschaft kann die Verdauung beeinträchtigt sein. Die Folgen lassen sich durch geeignete Maßnahmen mildern oder verhindern:

- Übelkeit besonders am Morgen in der Frühschwangerschaft lässt sich bessern, wenn bereits im Bett ein kleiner Imbiss eingenommen wird. Kleine, leichtverdauliche Mahlzeiten beruhigen den Magen. Wird häufig erbrochen, so muss ausreichend getrunken werden.
- Sodbrennen tritt eher im letzten Drittel der Schwangerschaft auf und bessert sich z. B. durch Haferflocken. Die Betroffene sollte sich nicht direkt nach dem Essen hinlegen, da sonst der Rückfluss von Speisebrei aus dem Magen gefördert wird.

Tab. 9.1: **Speisenplanzulage während Schwangerschaft und Stillzeit**

Zulage ab 4. Monat Schwangerschaft	Zulage während der Stillzeit
1 Scheiben Käse	2 Scheiben Käse + 200 ml Buttermilch
1 Teelöffel Margarine	2 Teelöffel Margarine
1 Scheibe Vollkornbrot	2 Scheiben Vollkornbrot
1 Apfel	1 Apfel 1 Mohrrübe Apfelschorle 250 ml

- Verstopfung kann durch die hormonelle Veränderung, und die eingeschränkte Beweglichkeit verursacht werden. Eine Kost, die reich an Ballaststoffen in Verbindung mit Flüssigkeit ist, reguliert die Darmtätigkeit.
- In der Schwangerschaft entsteht gelegentlich ein Diabetes mellitus, hervorgerufen durch die hormonelle Situation. Dann müssen auf jeden Fall isolierte Zucker gemieden werden (siehe 10.6).
- Bei einer gestörten Funktion der Niere, der sogenannten Schwangerschaftsnephropathie, müssen besondere Empfehlungen beachtet werden (s. 10.13.4).

Lebensmittelinfektionen: In der Schwangerschaft muß auf eine hygienisch einwandfreie Kost geachtet werden, damit folgende Infektionen vermieden werden:

- *Listerien* sind weit verbreitete Erreger bei Mensch und Tier. Eine Infektion mit Listeria monocytogenes kann beim Ungeborenen zu schweren Organstörungen mit Früh- und Totgeburten führen. Als Infektionsquellen sind Weichkäsen mit Rotschmiere oder Gelbschmiere (Romadur, Limburger, Harzer) und Schimmelkäse (Weißschimmel und Blauschimmel) bekannt. Da sich die Erreger besonders auf der Rinde befinden, sollte sie großzügig abgeschnitten werden. Sicherer ist es, wenn Schwangere auf pasteurisierte Frischkäse, Hartkäse oder Schnittkäse ausweichen.
- Infiziert sich eine Schwangere erstmalig mit *Toxoplasmoseerregern,* so kann es zu einer Fehlgeburt oder beim Ungeborenen zu schweren Entwicklungsstörungen (Krampfanfälle, Erblinden etc.) kommen. Normalerweise wird in der Schwangerschaftsvorsorge ermittelt, ob die Frau bereits eine Infektion durchgemacht hat. Besteht bei der Schwangeren kein Immunschutz, so muss während der Schwangerschaft eine Erstinfektion ausgeschlossen werden. Daher sollte kein rohes Fleisch verzehrt werden und hygienisch gearbeitet werden, damit die Erreger nicht auf andere Lebensmittel übergehen.

MERKE

- In der Schwangerschaft können Infektionen mit Listerien und Toxoplasmose-Erregern Fehlgeburten und schwere Schäden beim Ungeborenen auslösen.

Genussmittel: Kaffee kann in der Schwangerschaft mäßig getrunken werden. In der Stillzeit sollte die junge Mutter jedoch recht zurückhaltend koffeinhaltige Getränke zu sich nehmen, da Koffein in die Milch übergeht. Alkoholische Getränke können bereits in geringen Dosen das ungeborene Kind schädigen. Insbesondere in den frühen Entwicklungsstadien reagiert das Gehirn sehr empfindlich auf Alkohol. Die Kinder leiden später unter Hirnleistungsstörungen oder Verhaltensstörungen, wie Hyperaktivität. Auch während der Stillzeit sind alkoholische Getränke zu meiden, denn sie gehen in die Muttermilch über. Ebenso sollte nicht mehr geraucht werden, denn Nikotin und andere Giftstoffe im Tabak stören die embryonale und fetale Entwicklung. Säuglinge reagieren auf Rauch sehr sensibel. So entwickeln Kinder, in deren Umgebung geraucht wird, eher Allergien und Atemwegserkrankungen (siehe 10.14) (3, 13, 27, 31).

MERKE

- Vorsicht bei Genussmitteln, denn sie gelangen über den Blutkreislauf zum Ungeborenen oder über die Muttermilch zum Kind und können es erheblich schädigen.

9.2 Ernährung im Wachstum

LERNZIELE

- Ernährungssituation von Kindern und Jugendlichen einschätzen.
- Unterschiedliche Arten der Säuglingsernährung kennen lernen und die geeignete Form der Situation entsprechend auswählen.

Fehlernährung versus Mangelernährung

Nach Einschätzung des Forschungsinstitutes für Kinderernährung in Dortmund essen Kinder und Jugendliche in der Bundesrepublik Deutschland zu viel Fett (vor allem gesättigte Fettsäuren), Cholesterin, tierisches Eiweiß und Zucker; dafür zu wenig Stärke und Ballaststoffe. Bei jüngeren Kindern dagegen entspricht die Aufnahme von Vitaminen, Mineralien und Spurenelementen weitgehend den Empfehlungen der DGE. In den Industriestaaten gilt *Übergewicht* bei Kindern und Jugendlichen als die häufigste Folge der Fehlernährung. Hoher Fernsehkonsum mit entsprechender Werbung für Lebensmittel sowie wenig Bewegung wirken hier verstärkend.

Nach dem Jahresbericht 1997 des Kinderhilfswerks der Vereinten Nationen (Unicef) sterben pro Jahr 6 Millionen Kinder unter fünf Jahren an den Folgen einer Mangelernährung. Etwa 200 Millionen Kinder leiden an chronischer Unterversorgung an Vitaminen, Eiweiß und Eisen. Die Kinder sind in ihrer geistigen und körperlichen Entwicklung beeinträchtigt. Diese schweren Versorgungsmängel treten besonders in Entwicklungsländern auf. Allerdings sind auch zunehmend Menschen in Industriestaaten von Nährstoffdefiziten betroffen. In den Vereinigten Staaten erhalten etwa 13 Millionen Kinder unter zwölf Jahren nicht immer ausreichend zu essen. Auch in der Bundesrepublik Deutschland gibt es Hinweise darauf, dass Kinder, deren Eltern kein ausreichendes Einkommen erhalten, fehlernährt sind.

Ernährung des Säuglings

Muttermilch: Sie eignet sich besonders gut als Lebensmittel in den ersten Lebensmonaten. Sie enthält alle wichtigen Elemente, die der Säugling benötigt. Die Muttermilch schützt den Säugling durch die Immunglobuline vor Infektionen. Gestillte Säuglinge erkranken daher wesentlich seltener an Infektionskrankheiten, z. B. infektiösen Durchfällen, als Flaschenkinder. Das Eiweiß wird in der Regel gut vertragen, so dass Allergien (siehe 10.14), wie sie bei artfremden Nahrungsbestandteilen auftreten können, unwahrscheinlich sind. Außerdem formt das Trinken an der Brust das Gebiß, so dass die Zähne besser wachsen können. Neben den oben genannten Vorteilen gilt Stillen als eine praktische, hygienische und preiswerte Ernährung. Der Säugling kann die ersten 4–6 Monate voll gestillt werden. Dann sollte Beikost den Speisenplan erweitern. Ein Kind wird ausreichend versorgt, wenn es im ersten halben Jahr wöchentlich etwa 150 bis 200 g, im zweiten Halbjahr wöchentlich etwa 100 g an Gewicht zunimmt.

Tab. 9.2: **Zusammensetzung von Muttermilch**

Menge 100 g	Muttermilch
Energie (kcal)	ca. 71
Eiweiß (g)	ca. 1,13
Kohlenhydrate (Lactose) (g)	ca. 7
Fett (g)	ca. 4

Fertigmilchnahrung: Wenn nicht gestillt wird, empfiehlt sich industriell hergestellte Säuglingsnahrung. Sie wird auf den Bedarf der Kinder abgestimmt.

Die innerhalb der EG mit Säuglingsanfangsnahrung bezeichnete Fertigmilchnahrung entspricht dem Bedarf eines 4–6 Monate alten Säuglings. Als Eiweißquelle dient Kuhmilch oder auch Soja. Wurde ausschließlich Kuhmilcheiweiß verwendet, so taucht das Wort Milch im Namen auf. Für die ersten Lebensmonate eignet sich eine dünnflüssige Milch, die als Kohlenhydrat ausschließlich Milchzucker enthält. Sie wurde bisher als *adaptierte Milch* bezeichnet und wird zukünftig im Namen die Silbe **PRE** enthalten. Die bisher unter *teiladaptiert* angebotene Säuglingsnahrung wird durch die Ziffer **1** kenntlich gemacht. Sie ist dickflüssiger, enthält zusätzlich Stärke und führt erfahrungsgemäß eher zu Übergewicht. Ansonsten eignet sie sich ebenfalls für die ersten Lebensmonate. Die Folgemilch darf erst ab dem 5. Monat gegeben werden. Sie wird häufig durch die Ziffer **2** von den anderen Milcharten unterschieden. Für allergiegefährdete Säuglinge wurden Milcharten mit speziell veränderten Eiweißen entwickelt. Sie werden durch den Zusatz **HA** markiert; das Kürzel steht für hypoallergen (weniger allergen).

Trinkwasser: Das Trinkwasser für die Säuglingsnahrung muss frei von Krankheitserregern sein und darf nicht mehr als 50 mg Nitrat pro Liter enthalten. Das Wasser muss abgekocht werden. Wasserfilter eignen sich nicht für die Zubereitung von Säuglingsnahrung, da sich hier leicht Keime bilden. Erfüllt das Leitungswasser nicht diesen Standard, so sollte Mineralwasser mit der Bezeichnung «geeignet für die Zubereitung von Säuglingsnahrung» verwendet werden (siehe 8 Lebensmittelrecht).

Beikost: Im 5. oder 6. Monat wird das Nahrungsangebot durch den ersten Brei erweitert. In diesem Alter erlernen die Säuglinge leicht den Umgang mit dem Löffel. Zunächst eignet sich reines Karottenmus, das entweder aus Gläschen stammt oder selbst zubereitet wird. Dann wird der Brei durch Kartoffeln, etwas Pflanzenfett und kleine Fleischportionen erweitert. Die Mohrrüben können auch durch Fenchel, Kohlrabi, Blumenkohl oder Spinat ersetzt werden. Ein Vollmilch-Getreide-Brei löst eine weitere Milchmahlzeit ab. Dieser Brei wird aus Vollkorngetreide, wie z. B. Haferflocken, Vollmilch und etwas Orangensaft zubereitet. Der nächste Brei besteht aus Getreide und Obst und enthält keine Milch. Aus Getreideflocken und Wasser wird ein Brei gekocht, dem dann 100 g ungesüßter Obstbrei und etwas Butter zugesetzt werden. Als vierte Mahlzeit wird dann weiter Milch gefüttert, entweder als Muttermilch, Fertigmilch oder verdünnter pasteurisierter Kuhmilch mit 3,5 % Fett. Die Beikost benötigt keinerlei Gewürze, also weder Salz noch Zucker, denn Säuglinge haben noch einen natürlichen Geschmackssinn.

Zum Ende des ersten Lebensjahres erlernt das Kind, wie es aus der Tasse oder dem Glas trinken kann, so dass die Flasche allmählich überflüssig wird. Das Kleinkind nimmt jetzt langsam am Familienessen teil. Die ersten Zähne müssen trainiert werden und die Breie werden nach und nach durch belegte Brote, Gemüsegerichte und Obst ersetzt (6, 26).

9.3 Ernährung und Zahngesundheit

Karies ist eine vermeidbare Erkrankung, die mitunter schon bei Säuglingen und Kleinkindern beginnt. Diese Zahnerkrankung entsteht, wenn die Zähne häufig von isolierten Kohlenhydraten (Zucker) umgeben sind und anschließend nicht gereinigt werden (Abb. 9.1). Mikroorganismen, insbesondere Mutans Streptokokken, bauen diese Zucker zu Säuren ab, die dann wiederum die Zähne angreifen. Dieser Vorgang wird als Karies bezeichnet.

Welche Lebensmittel erzeugen Karies?
Alle Lebensmittel mit kurzkettigen Kohlenhydraten erzeugen Karies, egal ob diese natürlicherweise im Lebensmittel enthalten oder zugesetzt sind: Süßigkeiten, Kuchen, süße Brotaufstriche, Honig, Limonaden, Fruchtsäfte etc.

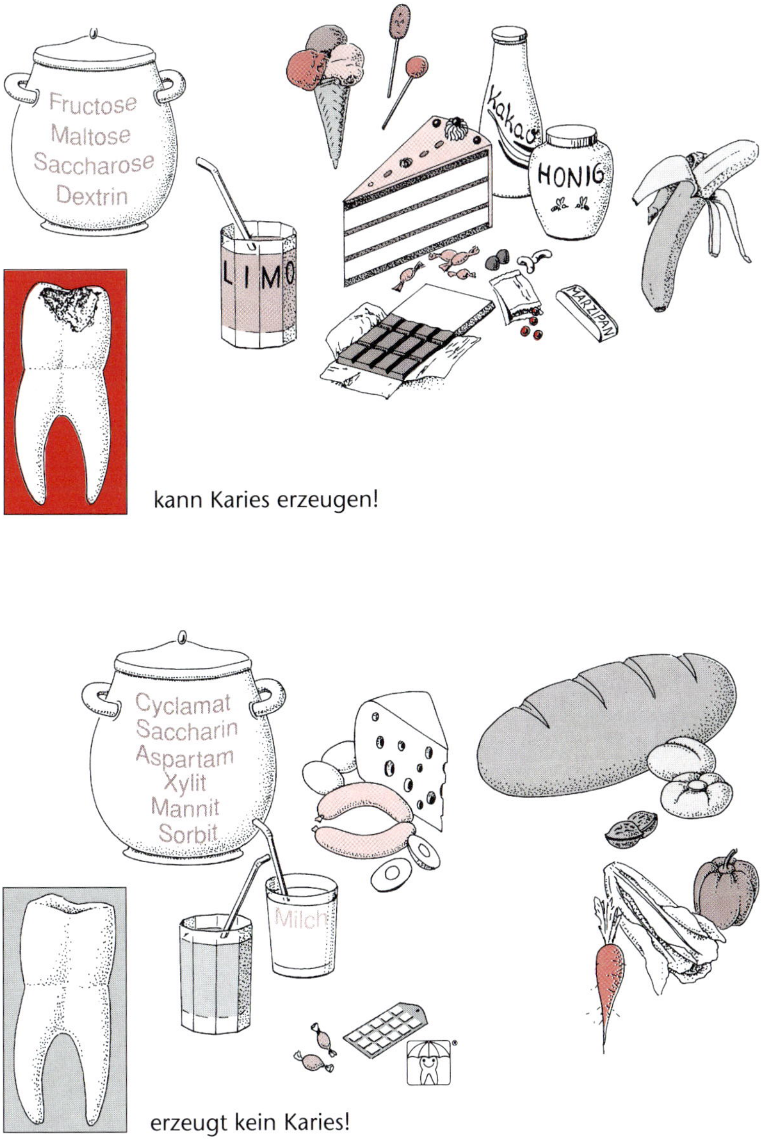

Abb. 9.1: **Lebensmittel und Zahngesundheit**

Welche Lebensmittel erzeugen eher keinen Karies?
Als nicht kariogen gelten Lebensmitttel mit langkettigen Kohlenhydraten, Eiweiß und Fett: Käsebrote, Gemüse, Kartoffeln, Hülsenfrüchte, Käse, Nüsse etc.

Ist Kaugummi gut für die Zähne?
Wird Kaugummi gekaut, so steigt die Speichelproduktion. Das ist günstig für die Zähne, weil Säure neutralisiert wird. Allerdings ersetzt der Kaugummi nicht die Zahnbürste.

Was bedeutet «Zahnfreundlich»?
Die Begriffe «zahnfreundlich» oder «zahnschonend» sind geschützt und man erkennt sie auch an der Abbildung «Zahnmännchen mit Schirm». Süßigkeiten, die diese Bezeichnung tragen dürfen, sind getestet worden. Der pH-Wert im Zahnbereich darf innerhalb einer halben Stunde nach Verzehr nicht unter 5,7 absinken. Süßstoffe (Cyclamat, Saccharin, Aspartam) sowie Zuckeraustauschstoffe (Xylit, Mannit etc.) gelten als nicht kariogen. Stark saure Lebensmittel, z. B. Zitrone, können die Zähne bei übermäßem Genuss ebenfalls schädigen. Hier greift die Säure direkt den Zahnschmelz (Erosionen) an (7, 27).

MERKE

- Werden die Zähne nach den Mahlzeiten geputzt, hat Karies keine Chance.

9.4 Ernährung des älteren Menschen

LERNZIEL

- Erkennen, wie die Ernährung für ältere Menschen beschaffen sein muß.

Im Laufe des Lebens verändert sich der Körper. Im Seniorenalter lassen bestimmte Funktionen nach und der Geschmack ändert sich. So wird Salz weniger stark, Saures intensiver wahrgenommen. Durst wird vermindert gespürt. Viele Senioren können nicht mehr richtig kauen, da Zähne fehlen bzw. der Zahnersatz Probleme bereitet. Der gesamte Verdauungstrakt ist häufig beeinträchtigt und die Nährstoffe werden nicht mehr so gut aufgenommen. Etwa 70% der Senioren haben Divertikel, sackförmige Ausstülpungen der Dickdarmschleimhaut, die sich leicht entzünden (Divertikulitis). Stoffwechsel und Hormonsystem ändern sich mit fortschreitendem Lebensalter. Außerdem verschlechtert sich die Immunabwehr, Senioren sind anfälliger für alle Infektionen, weshalb das Essen frei von Krankheitserregern sein muss.

In der Bundesrepublik Deutschland treten folgende **ernährungsbedingte Erkrankungen** bevorzugt im Seniorenalter auf:

- Osteoporose,
- Diabetes mellitus Typ II,
- Herz- und Kreislauferkrankungen,
- Bluthochdruck,
- Verstopfung,
- Divertikulitis,
- Gicht,
- Übergewicht,
- Untergewicht.

Diese gesundheitlichen Veränderungen lassen sich durch eine bedarfsgerechte Ernährung vermeiden. Dabei ist Folgendes zu beachten: Grundlage einer Seniorenkost ist die bereits beschriebene vollwertige Ernährung. Allerdings verringert sich der Energiebedarf (Abb. 9.2), da das Leben ruhiger verläuft.

Beispiel: Ein 20-jähriger Mann verbrennt etwa 3600 kcal pro Arbeitstag.
Ein 65-jähriger Mann verbrennt etwa 1900 kcal pro Rentnertag.

Vitamine und Mineralstoffe müssen jedoch in gleicher Höhe zugeführt werden (27). Deshalb sollten, werden die Lebensmittel aus dem Ernährungskreis (siehe 1.2) sehr bewusst ausgewählt werden:

Bevorzugen:

– Vollkornprodukte, wobei das ganze Korn fein zermahlen sein sollte,

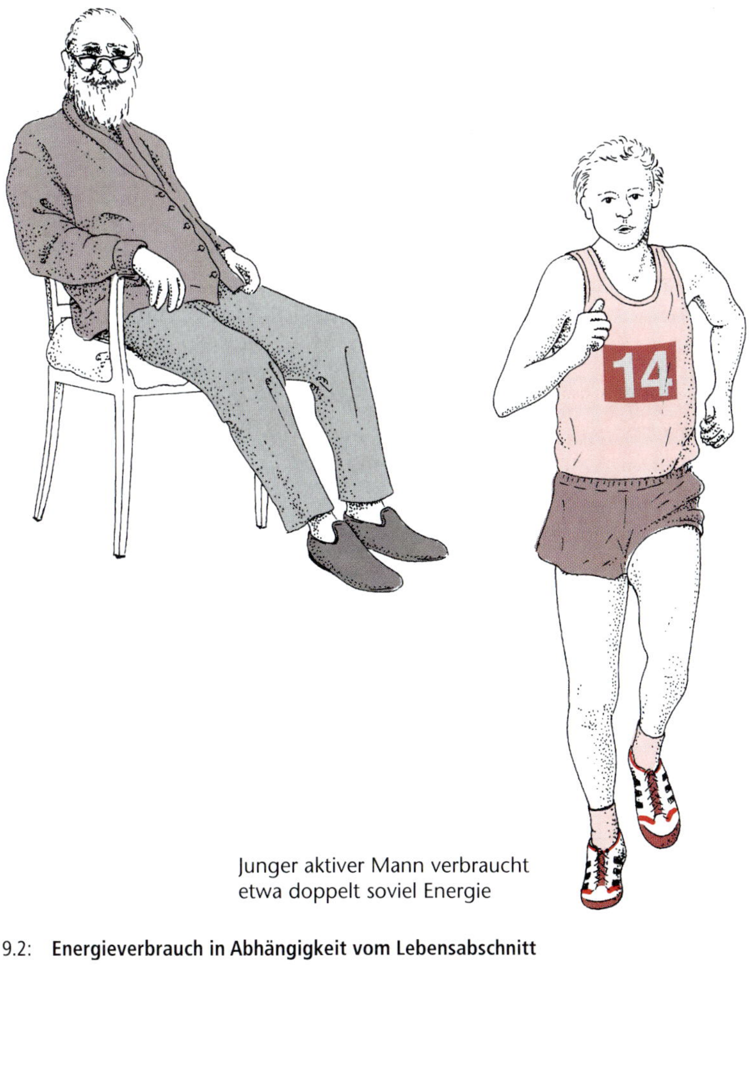

Abb. 9.2: **Energieverbrauch in Abhängigkeit vom Lebensabschnitt**

- Gemüse, wobei schwere Kohlsorten bei Verdauungsbeschwerden gemieden werden sollen,
- Hülsenfrüchte, insbesondere Erbsen, Linsen und grüne Bohnen,
- Obst,
- fettarme, mild gesäuerte Milchprodukte,
- Fisch.

Wenig:

- Fett, insbesondere tierisches Fett,
- Wurst und Fleisch,
- Feinmehlerzeugnisse,
- Süßigkeiten,
- Salz,
- Alkohol.

Ernährungssituation

Die Ernährungssituation kranker Senioren wird im Ernährungsbericht von 1996 beschrieben. Danach leiden gerade hoch betagte geriatrische Patienten häufiger an einer Unter- oder Mangelernährung, als gesunde jüngere sowie gleichaltrige Senioren. Nach der Bethanien-Ernährungsstudie waren fast ein Viertel der Patienten über 75 Jahre bei Aufnahme in das Krankenhaus unterernährt. 20 % der Patienten zeigten verringerte Konzentration an Eiweiß wie Albumin im Blutserum. Die Blutwerte für Vitamine (vor allem Vitamin A und C) lagen bei den meisten unter der gewünschten Konzentration.

Der schlechte Ernährungszustand hat folgende Auswirkungen:

- Die Patienten sind geschwächt und stürzen häufiger.
- Die Abwehrreaktion gegen Krankheitserreger nimmt mit zunehmendem Alter ab und wird zusätzlich durch eine Unterversorgung an Nährstoffen verschlechtert.
- Die Wundheilung ist verzögert, so dass sich die Patienten leichter Wundliegen (Dekubitus).

Insgesamt wirkt sich die Mangelernährung negativ auf die Lebenserwartung aus.

Situation im Krankenhaus

Im Krankenhaus hemmen wechselndes Pflegepersonal, ungewohnte Essenszeiten, ungewohnte Speisen, Medikamenteneinnahmen sowie psychische Belastungen den Appetit. Je nach Erkrankung erschweren Müdigkeit, Erschöpfung und Desinteresse oder gar Essensverweigerung bei Demenz die Nahrungsaufnahme. Körperliche Behinderungen, wie Sehstörungen, eingeschränkte Beweglichkeit und Schluckschwierigkeiten verschlechtern zusätzlich die Versorgungslage.

Essensangebote, die hinsichtlich Geruch, Geschmack und Optik für den Patienten wenig attraktiv sind und dazu noch wenig Nährstoffe enthalten, fördern die Versorgungslücken. Häufig kommt in Krankenhäusern die Pflege rund um die Ernährung zu kurz. Gerade auf diesen Bereich haben Pflegende einen entscheidenden Einfluss: Hilfe leisten beim Essen, Zureden, nach Appetit und Wunsch des Patienten richten sind u. a. positive Einflussmöglichkeiten (38).

MERKE

- Im Alter lässt der Bedarf an Energie nach, während der Bedarf an Vitaminen und Mineralstoffen jedoch gleich bleibt.

TESTFRAGEN

Ernährung in verschiedenen Lebensphasen

1. Wieso wird in der Schwangerschaft eine nährstoffreiche, aber energiearme Ernährung empfohlen?
2. Weshalb benötigt eine Stillende reichlich Flüssigkeit?
3. In älteren Büchern wurde Leber als Eisenlieferant für Schwangere empfohlen. Warum ist das nicht mehr aktuell?
4. Wie schätzen Sie den Genuß von alkoholischen Getränken während der Schwangerschaft ein?
5. In welchem Alter wird die Beikost in die Säuglingsernährung eingeführt?
6. Erzeugt Honig auch Karies?
7. Nennen Sie bitte eine geeignete Pausenverpflegung, wenn es unmöglich ist, nach dem Essen die Zähne zu putzen.
8. Warum wird die Empfehlung, weniger stark zu salzen, bei älteren Menschen ungern befolgt?
9. Wieso ist es gerade bei älteren Menschen wichtig, ihnen häufig Getränke anzubieten?

10 Ernährung des kranken Menschen

LERNZIELE

- Zusammenhang zwischen Ernährung, Gesundheit und Erkrankung erkennen.
- Geeignete Ernährungsempfehlungen kennenlernen und anwenden können.

10.1 Ernährungsbedingte Erkrankungen

In der Ernährungslehre wurde bereits aufgezeigt, wie eine bedarfsgerechte Ernährung zusammengestellt wird. Wenn jetzt die tägliche Ernährung wesentlich von den Empfehlungen abweicht und individuelle Veranlagungen hinzu kommen, so können Krankheiten (Abb. 10.1) entstehen. Sie gelten dann als ernährungsbedingt. Die Forschung auf diesem Gebiet ist noch relativ jung, so dass laufend neue Erkenntnisse gewonnen werden. Die Ernährung als Verursacher von Erkrankungen lässt sich durch Studien an unterschiedlichen Bevölkerungsgruppen (Epidemiologie), Versuchsreihen an Mensch und Tier, Erklärungsmodellen und vorbeugendem Verhalten (Prävention) belegen.

Als ernährungsbedingt gelten z. B. folgende Erkrankungen:

1. Mangelerkrankungen:
   - Struma bei Mangel an Jod,
   - Anämien bei Mangel an Vitamin B_{12} oder Eisen,
   - Osteoporose bei Mangel an Calcium.
2. Stoffwechselstörungen durch Überernährung:
   - Herz- und Kreislauferkrankungen,
   - Diabetes mellitus Typ II,
   - Gicht,
   - Hypertonie,
   - Adipositas.
3. Erkrankungen einzelner Organe durch Über- oder Fehlernährung:
   - Karies durch Zucker,
   - Lebererkrankungen durch Alkohol,
   - Bauchspeicheldrüsenerkrankungen durch Alkohol,
   - Divertikulose und Divertikulitis durch Mangel an Ballaststoffen,
   - Verstopfung durch Mangel an Ballaststoffen,
   - Gallensteine durch zu viel tierisches Fett und Cholesterin,
   - Gelenkerkrankungen durch zu hohes Körpergewicht.

Diese Krankheiten verursachen nicht nur hohe Kosten im Gesundheitswesen, sondern auch viel Leid bei den Patienten. Daher ist die Prävention wünschenswert (14, 15, 30).

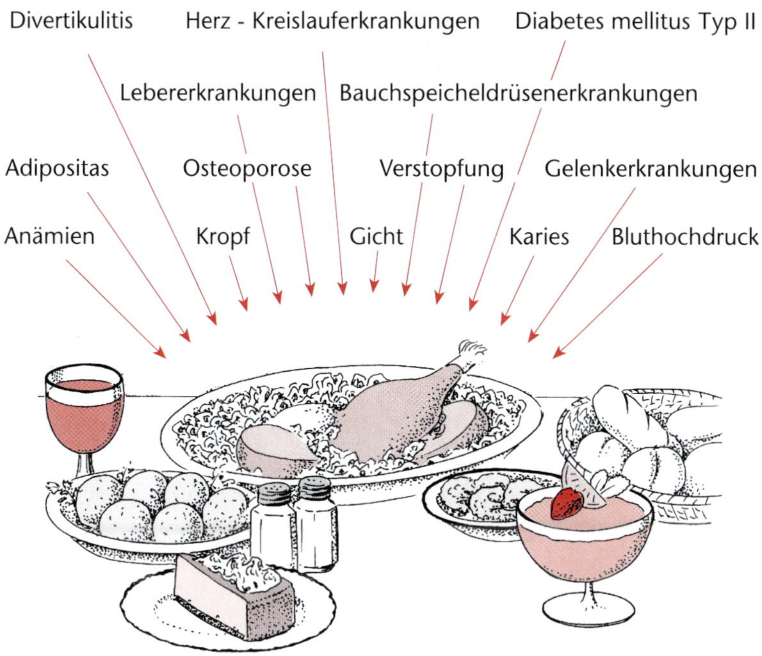

Abb. 10.1: **Ernährung und Krankheit**

TESTFRAGEN

Ernährungsbedingte Erkrankungen

1. Wann können ernährungsbedingte Erkrankungen entstehen?
2. Gehört die angeborene Stoffwechselerkrankung Zöliakie zu den ernährungsbedingten Erkrankungen?

10.2 Krebs

Das Thema Krebs und Ernährung gliedert sich in zwei Problembereiche auf. Es geht erstens darum, inwieweit Entstehung und Wachstum von Tumoren durch die Ernährung gefördert oder inwieweit ihnen vorgebeugt werden kann, zweitens, wie die Ernährung bei bereits eingetretener Erkrankung den Gesundungsprozess unterstützt (15).

10.2.1 Krebsvorbeugung

Der Zusammenhang zwischen Krebs und Ernährung wird heftig diskutiert. Es gibt inzwischen gute Hinweise, dass die Ernährung neben anderen Umweltfaktoren durchaus einen Einfluss auf die Entwicklung bösartiger Tumoren hat. Nach neueren Studien begünstigt z. B. eine Überernährung mit viel Fett und wenig Gemüse bösartige Tumoren. Einige Stoffe in Lebensmitteln erzeugen oder fördern nachweislich Tumoren, z. B.:

- Aflatoxine: Gifte von Schimmelpilzen,
- Nitrosamine: Verbindungen aus Nitrit und Eiweißen,
- Polyzyklische aromatische Kohlenwasserstoffe (PAK): Verbindungen, die durch Industrieabgase oder beim Räuchern, Rösten und Grillen auf die Lebensmittel gelangen,
- Alkohol, der regelmäßig und in hohen Mengen getrunken wird.

Aus den gewonnenen Erkenntnissen wird folgende Ernährung zur Krebsvorbeugung empfohlen:

- Übergewicht vermeiden,
- Fettverzehr auf weniger als 30% der Gesamtenergie senken,
- häufig Lebensmittel mit viel Ballaststoffen, Vitaminen, Mineralien (Gemüse, Obst, Vollkorngetreide) und sekundären Pflanzenstoffen (siehe 3.3) essen,
- Alkohol meiden bzw. nur gelegentlich genießen,
- weniger stark salzen,
- wenig Gepökeltes und Geräuchertes verzehren,
- nitratreiche Lebensmittel meiden,
- verschimmelte Lebensmittel wegwerfen (15).

10.2.2 Ernährung bei Krebs

Es gibt keine Diät, die bösartige Tumoren heilen kann. Allerdings lässt sich der Krankheitsverlauf durch eine bedarfsangepasste Kost positiv beeinflussen. Da AIDS-Patienten ähnliche Symptome haben, gelten die Empfehlungen auch für sie.

Krebserkrankungen können zu starkem Gewichtsabfall und Mangelernährung führen (Kachexie). Der Energiebedarf steigt zwar an, jedoch klagt der Patient über Appetitmangel. Der Patient muss also ausreichend essen und trinken, damit er seinem Körper Energie und wichtige Nährstoffe zuführt. Im Krankenhaus erhält er Wunschkost und kann sich sein Essen so weit wie möglich selbst zusammenstellen. Wenn Verdauungsorgane nicht beeinträchtigt sind, gelten die Empfehlungen für eine vollwertige Ernährung. Kann der Bedarf über normale Lebensmittel nicht gedeckt werden, so werden hochkalorische Zusatznahrung, Sondenkost oder Infusionen verordnet. Durch die Strahlen- bzw. Chemotherapie kann der gesamte Verdauungstrakt beeinträchtigt werden. Folgende Ratschläge helfen bei den jeweiligen Beschwerden:

Verminderter Speichelfluss und Schluckbeschwerden:
- Pfefferminztee und gesäuerte Milch fördern den Speichelfluss,
- Kaugummi regt den Speichelfluss an,
- Flüssigkeiten und Breie, z. B. Milchmixgetränke, Gemüsesuppen, püriertes Gemüse, Kartoffelbrei, erleichtern das Schlucken.

Geschmackstörungen:
- Bitteres wird stärker empfunden, daher eher weglassen,
- Süßes wird weniger wahrgenommen, daher kann stärker gesüßt werden,
- Wird Fleisch abgelehnt, eignen sich besonders Milchprodukte (Eiweiß).

Entzündete Mundschleimhaut und Speiseröhre:
- Scharfe Gewürze und sehr saure Lebensmittel eher meiden,
- Das Essen darf nicht zu heiß sein,
- Getränke ohne Kohlensäure bevorzugen.

Übelkeit (z. B. vor Behandlungen, die Übelkeit verursachen können):
- kleine Mahlzeiten anbieten, am Morgen eher mehr,
- keine Lieblingsgerichte, da sonst Abneigungen entstehen können,
- eher trockene Lebensmittel, wie Zwieback, Kracker, Toast,
- salzige Suppen,
- zwischen den Mahlzeiten kalte Getränke,
- keine fetten Speisen,
- Mineralstoff- und Wasserverluste ausgleichen (18, 29).

TESTFRAGEN

Krebs

1. Warum ist es nicht sinnvoll, einem Krebspatienten eine spezielle Diät zu empfehlen?
2. Worauf muß die Kost nach Strahlen- bzw. Chemotherapie abgestimmt sein?

10.3 Untergewicht

Schwere Erkrankungen wie z. B. Krebs können zu starken Gewichtsverlusten führen, wodurch der Körper nicht mehr ausreichend mit Nährstoffen versorgt wird. Die verwendeten Richtwerte für Untergewicht gelten nur als grobe Hinweise und müssen nicht unbedingt Zeichen einer Unterversorgung sein. Zunächst sollte der Ernährungszustand festgestellt werden. Dazu eignen sich Ess- und Trinkprotokolle, die über mehrere Tage aufzeigen, was der Patient aufnimmt. Laboruntersuchungen geben ebenfalls Hinweise auf Mangelzustände. Aus dem Normalgewicht lässt sich das Untergewicht ableiten:

Definition nach Broca

Untergewicht: mehr als 20% unter Normalgewicht (nach Broca).

Beispiel: Ein Patient mit einer Körpergröße von 170 cm hat bei weniger als 56 kg Körpergewicht Untergewicht.

Definition nach BMI

Untergewicht: BMI < 19 für Frauen
BMI < 20 für Männer

Beispiel: Ein Mann mit einer Körpergröße von 170 cm hat bei weniger als 57,8 kg Untergewicht.

Nährstoffmangel

Neben der Gewichtsabnahme kommt es wegen des Nährstoffmangels zu folgenden Symptomen:

- erhöhte Infektanfälligkeit,
- leichte Ermüdbarkeit und Frieren,
- trockene Haare und Haut,
- Abbau von Körperfett (fehlende Stützfunktion für Niere),
- Ödeme (wegen vermindertem Albumin),
- Hormonelle Störungen (Menstruationstörungen),

Unterernährung kann sehr unterschiedliche Ursachen haben. Zu den wichtigsten zählen:

- Appetitmangel (Psyche, Krankheit, Medikamente),
- keine Motivation zum Essen (Einsamkeit),
- schwere Erkrankungen (Infektionen, Krebs, AIDS etc.),
- Ess-Störungen (Magersucht),
- Stress.

Empfehlung: Die Pflegekräfte und Angehörigen haben nun die Aufgabe, den Patienten zu einer raschen Gewichtszunahme zu motivieren. Denn die ausreichende Zufuhr mit Energie und Nährstoffen entscheidet darüber, wie gut der Patient die Krankheit überwindet. Liegen psychische Störungen vor, so müssen diese erst behoben werden, ehe eine bedarfsgerechte Kost akzeptiert wird. Einige Ratschläge helfen dem Patienten, rasch wieder zu Kräften zu kommen:

- Vermeiden von Gerüchen, indem die Zimmer gut gelüftet werden,
- den Patienten fragen, ob er lieber alleine oder in Gesellschaft essen möchte,
- den Patienten essen lassen was, wann und wo er will,
- bei Bedarf dem Patienten helfen,
- häufig die Geschmacksrichtung wechseln (herzhaft, süß, herzhaft etc.),
- kleine Portionen anbieten, da sie eher akzeptiert werden,
- Speisen appetitlich anrichten, da das Auge mitisst,
- alkoholische Getränke regen eventuell den Appetit an (nur nach Absprache mit dem Arzt),
- Gerichte mit Sahne, Butter oder Maltodextrin kalorisch aufwerten,

- Nüsse, Milchmixgetränke, Eis etc. zusätzlich zwischendurch anbieten,
- in der Hauspflege können Gerichte auf Vorrat gegart, eingefroren und bei Bedarf gewärmt und verzehrt werden.

Reichen diese Mittel nicht aus, um die Unterernährung zu beseitigen, so bieten sich Formuladiäten an. Sie können als Trinknahrung zwischendurch eingenommen werden und entsprechen der Sondenkost (siehe 10.15) (29, 30).

TESTFRAGE

Untergewicht

- Wie können Sie einen untergewichtigen Patienten zum Essen ermuntern?

10.4 Übergewicht

Eine Ernährung über den Bedarf hinaus führt infolge der hohen Energieaufnahme zum Übergewicht. Starkes Übergewicht gilt als gesundheitliches Risiko. Zur Abgrenzung, ab wann ein Übergewicht zum eigenständigen Risiko wird, werden die Bezeichnungen Fettsucht bzw. Adipositas verwendet. Wobei die Fettsucht nicht mit einer Ess-Sucht verwechselt werden darf. Fettsucht ist ein recht alter Begriff, der aber immer noch verwendet wird. Hierunter wird eine starke Fettansammlung verstanden, die durch zu hohe Energieaufnahme entstanden ist. Bei einer Ess-Sucht führen psychische Ursachen zu einer unkontrollierten Nahrungszufuhr. Aus dem Normalgewicht lässt sich das Übergewicht und die Adipositas folgendermaßen ableiten:

Definition nach Broca

Übergewicht: Körpergewicht liegt 10–20% über dem Normalgewicht (nach Broca).

Adipositas: Körpergewicht liegt mehr als 20% über dem Normalgewicht (nach Broca).

Beispiel: Ein Patient mit einer Körpergröße von 170 cm hat bei 85 kg Körpergewicht eine Adipositas.

Definition nach BMI

Übergewicht: BMI 24–30 für Frauen
BMI 25–30 für Männer

Adipositas: BMI > 30

Beispiel: Ein Patient mit einer Körpergröße von 170 cm hat bei 87 kg Körpergewicht eine Adipositas.

Risiko Übergewicht

Für viele Erkrankungen gelten Überernährung und daraus resultierendes Übergewicht als Risikofaktoren. Nach neueren Untersuchungen spielt auch die Fettverteilung am Körper eine wichtige Rolle bei Herz- und Kreislauferkrankungen. So treten gesundheitliche Störungen wesentlich häufiger auf, wenn das Körperfett sich am Oberkörper ansammelt. Dies entspricht der eher männlichen Fettverteilung. Die hüftbetonte, eher weibliche Fettverteilung geht mit einem geringeren gesundheitlichen Risiko einher (Abb. 10.2). Das Risiko kann ermittelt werden, indem man den Quotienten von Taillenumfang und Hüftumfang ermittelt:

$$\frac{\text{Taille}}{\text{Hüfte}} > 1 = \text{Risiko für übergewichtige Männer}$$

$$\frac{\text{Taille}}{\text{Hüfte}} > 0{,}8 = \text{Risiko für übergewichtige Frauen}$$

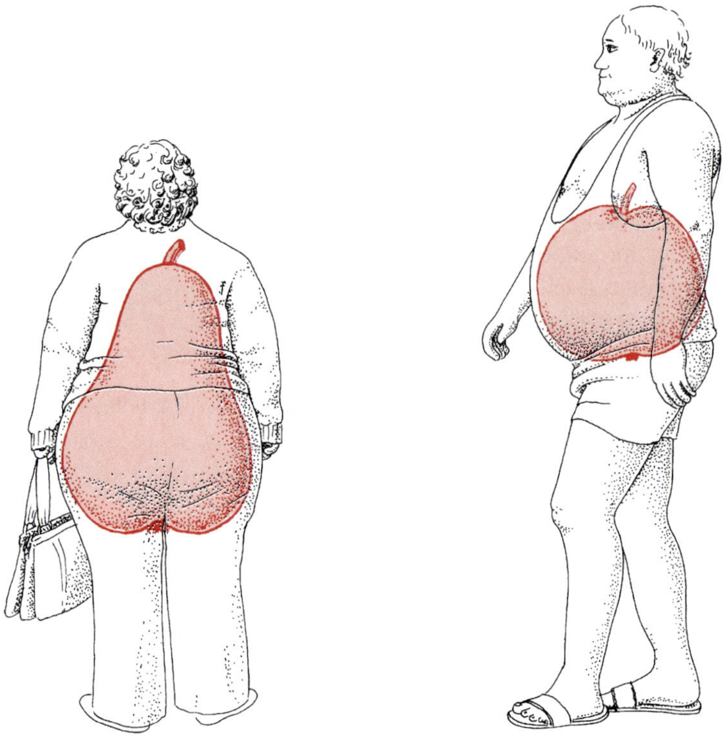

Abb. 10.2: **Verteilung des Körperfettes**

Übergewicht kann folgende Erkrankungen begünstigen:
- Erkrankungen des Stützapparates,
- Bluthochdruck,
- Diabetes mellitus Typ II,
- Herz- und Kreislauferkrankungen,
- Gicht,
- Metabolisches Syndrom,
- Gallensteine.

Übergewicht entsteht immer dann, wenn mehr Energie (Kalorien) aufgenommen als verbrannt wird. Das Ungleichgewicht entsteht bei:

1. Bewegungsmangel
2. Reduziertem Energiebedarf durch:
   - verminderte Wärmeabgabe,
   - Unterfunktion der Schilddrüse,
   - gesenkten Grundumsatz durch strenge Diät,
   - Lebensalter,
   - hormonelle Veränderungen, z. B. durch Menarche und Menopause.
3. Gestörter Regulation der Nahrungsaufnahme:
   - Essen bei Angst, Langeweile oder Stress,
   - verlerntes Sättigungsgefühl,
   - Bestimmung der Nahrungsmenge durch sinnliche Wahrnehmung (Geschmack, Optik, Geruch); der wirkliche Bedarf wird nicht mehr empfunden.

Übergewicht bereitet vielen Menschen große Probleme. Gerade Frauen, die sich besonders an gängigen Schönheitsidealen messen, beginnen in immer jüngeren Jahren mit unterschiedlichsten Formen der Reduktionsdiät. Diese zumeist radikalen Maßnahmen können zu lebenslangen Ess-Störungen (siehe 10.5) führen. Der natürliche Sättigungsmechanismus wird verlernt, Fasten und Heißhungerattacken wechseln sich gegenseitig ab. Außerdem passt sich der Körper an die selbsterzeugte Hungersnot an, indem er den Grundumsatz (siehe 2.4) senkt. Wird dann später wieder normal gegessen, sind die Pfunde schnell wieder drauf. Die provokative Aussage: «Diät macht dick», hat also durchaus seine Berechtigung. Vom gesundheitlichen Standpunkt aus, sollte eine Reduktionsdiät durchgeführt werden, wenn ein wirkliches Gesundheitsrisiko besteht oder das Wohlbefinden wesentlich beeinträchtigt ist. Bewegt sich das Körpergewicht im Normbereich, so wird es sich sowieso langfristig auf dem Wohlfühlgewicht einpendeln. Gelegentliche Gewichtsschwankungen gerade bei Frauen sind normal und bedürfen keiner Diätmaßnahmen. Das Gewicht alleine, sagt nicht viel über den Gesundheitszustand aus. Viel wichtiger ist, durch welche Lebensmittel der Körper versorgt wird.

MERKE

- Starkes Übergewicht gilt als Risikofaktor.
- Geeignete Reduktionskost liefert alle wichtigen Nährstoffe.

Wenn allerdings eine Reduktionsdiät notwendig geworden ist, stellt sich die Frage, welche der zahlreichen Methoden am sinnvollsten ist. Tab. 10.1 stellt einige Formen vor, die entweder gefährlich sind oder langfristig keine großen Erfolge zeigen.

Tab. 10.1: **Ungeeignete Diäten zur Gewichtsreduktion**

Diät	Beurteilung
Atkins-Diät: nur eiweiß- und fettreiche Lebensmittel dürfen gegessen werden, wie Fleisch, Wurst, Käse, usw.	Gefährliche Diät insbesondere für Herz und Kreislauf wegen zuviel gesättigter Fettsäuren und Cholesterin! Purine können Gicht auslösen. Es fehlen: Ballaststoffe, Vitamine und Mineralien insbesondere der pflanzlichen Lebensmittel.
Fasten: totaler Nahrungsverzicht, nur Getränke sind erlaubt	Nicht geeignet zum Abnehmen, der Körper senkt den Grundumsatz, wird hinterher wieder normal gegessen, nimmt man verstärkt zu, wird nicht ausreichend getrunken kann eine Ketoazidose und Gicht ausgelöst werden. Gefahr von Nährstoffmangel.
Trennkost bzw. ‹Fit for life›: Eiweiße und Kohlenhydrate werden getrennt verzehrt	Bei abwechslungsreicher Lebensmittelauswahl sind Nebenwirkungen nicht zu befürchten, allerdings sollten Getreide und Milchprodukte enthalten sein, die Empfehlung von destilliertem Wasser ist unsinnig! Wird nicht lange durchgehalten.
Formuladiäten: Nährstoffe werden als Pulver angeboten	Kurzfristige Anwendung gilt als unbedenklich, wenn mindestens 800 kcal. aufgenommen werden, allerdings werden keine langfristigen Erfolge erzielt, da hinterher wieder zugenommen wird.
Appetitzügler: Medikamente, die den Appetit bremsen sollen	Schwere Nebenwirkungen aufs Herz- Kreislaufsystem, wirken aufputschend und können Sucht erzeugen, nicht geeignet!
Algenpräparate	Können zur Schilddrüsenüberfunktion führen, nicht geeignet!
Abführmittel und Entwässerungsmittel (Diuretika): wirken abführend oder entwässernd	Können zu schweren Schäden führen, Mineralstoffmangel und Wasserverlust, Gewicht wird nicht reduziert!
Enzyme	Enzyme können kein Übergewicht abbauen.
FdH (Friß die Hälfte)	Bei unseren Ernährungsgewohnheiten nicht geeignet, eher IdR (Iß das Richtige!).

Wie sieht denn nun eine geeignete Reduktionskost aus?

Geeignete Methoden führen dem Körper alle wichtigen Nährstoffe zu. Sie reduzieren langsam aber stetig das Gewicht und gehen in eine abwechslungsreiche und vollwertige Ernährung über. Sie erfüllen folgende Kriterien:

- energiereduzierte Mischkost,
- mindestens 1 000 kcal täglich,
- Nährstoffverteilung: 15–20 % Eiweiß, 30 % Fett, 50–55 % Kohlenhydrate,
- reichlich Getränke, aber kein Alkohol,
- Lebensmittel mit wenig Kalorien, aber viel Vitaminen und Mineralstoffen (Gemüse, Vollkorngetreide, magere Milchprodukte etc.),
- 5 kleine Mahlzeiten über den Tag verteilt.

Ein Speisenplan zur Gewichtsreduktion mit ca. 1200 kcal kann folgendermaßen aussehen:

1. und 2. Frühstück:	75 g Vollkornbrot (2 Scheiben) 30 g Frischkäse (60%) 75 g Gemüse
Mittagessen:	100 g mageres Fleisch 200 g Kartoffeln 200 g Gemüse 5 g Pflanzenfett
Zwischenmahlzeit:	150 g Obst 150 g fettarmer Jogurt
Abendessen:	75 g Brot (2 Scheiben) 50 g Kräuterquark 100 g Gemüse

TESTFRAGEN

Übergewicht

1. Warum wird einigen Menschen eine Reduktionsdiät empfohlen?
2. Wieso sind kurzfristige Kuren, bei denen schnell Gewicht verloren wird, nicht sinnvoll?
3. Geben Sie einige Tips, wie ein Patient sein Gewicht reduzieren kann?

10.5 Ess-Störungen

In den letzten Jahren werden vermehrt zwei Formen von Ess-Störungen beobachtet, die *Anorexia nervosa* (Magersucht) und die *Bulimia nervosa* (Ess-Brechsucht). Sie führen langfristig zu schweren gesundheitlichen Schäden. Als Ursache werden psychische Störungen diskutiert. Dabei spielt sicherlich der Wunsch nach einer schlanken Figur eine wichtige Rolle, damit sich das Fehlverhalten verfestigt. Bisher waren weitgehend Frauen betroffen. Nach neueren Untersuchungen finden sich die Störungen auch zunehmend bei Männern. Personen mit psychisch bedingten Ess-Störungen sprechen am ehesten auf psychisch orientierte Therapien an.

10.5.1 Anorexia nervosa (Magersucht)

Im Vordergrund steht der unbedingte Wille, möglichst wenig Körpergewicht zu besitzen. Dazu werden alle erdenklichen Methoden eingesetzt: die Patienten hungern, erbrechen und missbrauchen Abführ- und Entwässerungsmittel. Daraus folgen schwere Formen der Unterernährung, die tödlich enden können.

Die Patienten bemerken zumeist nicht, dass sie krank sind. Sie fühlen sich eher dick als mager und zeigen teilweise sportliche Höchstleistungen (Abb. 10.3). Das macht die Behandlung so außerordentlich schwierig, denn Hilfe wird als Bedrohung angesehen.

Kriterien für eine Magersucht:

- starkes, selbstverursachtes Untergewicht (< 17,5 BMI),
- ständige Beschäftigung mit Essen bzw. Hungern,
- gestörte Körperwahrnehmung, sich dick fühlen,
- fehlende Krankheitseinsicht,
- Ausbleiben der Menstruation (bei Frauen) (27, 29, 30).

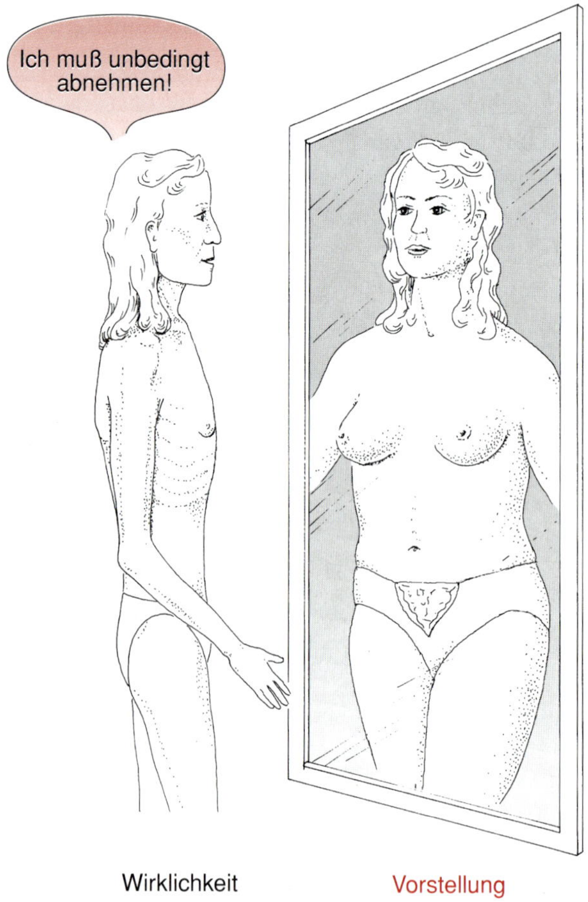

Abb. 10.3: **Selbstbild einer Frau mit Magersucht**

10.5.2 Bulimia nervosa (Ess-Brechsucht)

Auch hier wird eine schlanke Figur angestrebt. Jedoch werden hier Essanfälle von Maßnahmen abgelöst, die das Gewicht regulieren sollen. Dazu zählen: Hungerperioden, Erbrechen, extreme sportliche Aktivitäten sowie der Missbrauch von Appetitzüglern, Schilddrüsenhormonen, Entwässerungs- und Abführmitteln. Der Übergang zur Magersucht ist fließend. Die Patienten haben eher ein Gewicht im Normalbereich. Regelmäßiges Erbrechen verursacht Schäden an den Schleimhäuten von Speiseröhre, Rachen, Mundbereich und an den Zähnen. Der Körper verarmt an Mineralstoffen und Flüssigkeit, so dass ein Kaliummangel Herz und Nieren schädigen kann. Die Patienten leiden unter ihrem Verhalten, sie neigen eher zu Depressionen mit Selbstmordtendenzen. Der Leidensdruck ermöglicht eine erfolgreiche Therapie.

Kriterien für eine Ess-Brechsucht:
- Essanfälle, zweimal pro Woche über mindestens 3 Monate,
- selbstausgelöstes Erbrechen und andere Maßnahmen zur Gewichtsabnahme,
- Angst, dick zu werden,
- ständige Beschäftigung mit dem Essen, (27, 29, 30).

TESTFRAGEN

Ess-Störungen

1. Halten Sie es für sinnvoll, einen Patienten mit Magersucht über eine Sonde zu ernähren?
2. Warum ist es so schwer, einen Patienten mit Magersucht zum Essen zu bewegen?

10.6 Diabetes mellitus (Zuckerkrankheit)

Diabetes mellitus ist eine Erkrankung, bei der Glucose nicht ausreichend in die Zellen geschleust werden kann. So erhöht sich der Blutglucosespiegel. Ab einer Schwelle von etwa 10 mmol/l (180 mg/dl) wird der Zucker mit dem Harn ausgeschieden. Der Körper verliert nicht nur den Zucker, sondern auch wichtige Mineralien und Wasser. Außerdem ist nun die Aufnahme von Aminosäuren gestört, ein Eiweißmangel folgt. Der Körper gewinnt die benötigte Energie aus den Fettsäuren, wobei zu viel Acetessigsäure anfallen kann, was wiederum zu bedrohlicher Veränderung des Blut-pH führt (Azidose). Entgleist der Stoffwechsel häufig, so können schwere Schäden an Gefäßen und Nerven folgen in Form von Mikro- und Makroangiopathien und Neuropathien. Veränderungen an der Netzhaut können die Sehfähigkeit stark gefährden. Insbesondere an den Füßen führen Neuropathien zu schweren Schäden. Sogar die Niere wird in ihrer Funktion beeinträchtigt. Die Makroangiopathien befallen die großen Gefäße und verstärken eine Arteriosklerose (siehe 10.7). Somit erkranken Diabetiker besonders leicht an Herzinfarkt und Schlaganfall. Daher muss also die Diabetesdiät sowohl hinsichtlich der Kohlenhydrate als auch der Fette gut abgestimmt sein. Bei Diabetes mellitus lassen sich vereinfacht zwei Formen unterscheiden: Diabetes mellitus Typ I und Typ II.

Diabetes mellitus Typ I

Hier liegt ein Insulinmangel vor. Die Patienten sind eher jung und schlank, die Ernährung hat keinen Einfluss auf den Ausbruch der Erkrankung. Der Typ I wird hauptsächlich mit Insulin behandelt. Hier ist zu unterscheiden zwischen der konventionellen Insulinbehandlung (zweimalige Gabe von Mischinsulin), dem Basis-Bolus-Prinzip der intensivierten konventionellen Insulintherapie (Insulindosis je nach Kohlenhydratverzehr) oder der kontinuierlichen subkutanen Insulininfusion (Insulindosis je nach Kohlenhydratverzehr). Danach richten sich die diätetischen Empfehlungen.

Therapieziele:

- Hypoglykämie (Unterzuckerung) vermeiden,
- Hyperglykämie (Überzuckerung) vermeiden,
- Gefäßschäden vermeiden.

Ernährungsprinzipien:

- Normalgewicht anstreben,
- vollwertige Ernährung (siehe 1),
- bei konventioneller Therapie Kohlenhydrate (BE) streng auf 5–6 kleine Mahlzeiten über den Tag verteilen,
- beim Basis-Bolus-Prinzip gute Kenntnis der Kohlenhydrate (BE), damit Insulin entsprechend nachgespritzt wird,
- isolierte Zucker z. B. in Getränken meiden,
- mäßige Aufnahme von Zucker innerhalb einer Mahlzeit erlaubt, < 10 % der Gesamtenergie,
- langkettige Kohlenhydrate mit Ballaststoffen bevorzugen (Vollkorngetreide, Gemüse, Hülsenfrüchte),
- nicht mehr als 30 % der täglichen Energie als Fett aufnehmen,
- pflanzliche Fette mit einfach und mehrfach ungesättigten Fettsäuren bevorzugen,
- Cholesterin meiden < 300 mg am Tag,
- Alkoholgenuss in Maßen, nur zusammen mit langkettigen Kohlenhydraten
- Eiweiß beachten; 0,8–1 g/kg Körpergewicht für Erwachsene; mehr Eiweiß kann die Nieren schädigen.

Diabetes mellitus Typ II

Beim Diabetes mellitus Typ II ist die Insulinwirkung gestört. Das Zusammenspiel von Insulin und dem Rezeptor an den Zellen, der den Glucoseeinstrom ermöglicht, ist defekt (sog. Insulinresistenz). Der Organismus produziert daraufhin immer mehr Insulin (Hyperinsulinämie), wodurch der Blutzucker zunehmend schlechter in die Zellen gelangt. Auslöser dieser Diabetesform ist zumeist eine langjährige Überernährung; deswegen tritt sie erst mit zunehmendem Lebensalter in Erscheinung. Wird nicht mehr gegessen und getrunken als verbrannt wird, bleibt die häufig geerbte Anlage ohne gesundheitliche Auswirkung. Der Diabetes mellitus Typ II lässt sich gerade in den Anfangsstadien sehr gut durch die Ernährung beeinflussen. Ist das nicht möglich, werden Tabletten (orale Antidiabetika) verordnet. Erst wenn das Insulin der Bauchspeicheldrüse nicht mehr ausreicht, wird Insulin gespritzt.

Therapieziele:

- Stoffwechselstörungen beheben oder ausgleichen,
- Übergewicht abbauen,
- Hypoglykämie (Unterzuckerung) vermeiden,
- Hyperglykämie (Überzuckerung) vermeiden,
- Gefäßschäden vermeiden,
- hohen Blutdruck senken.

Ernährungsprinzipien:

- Gewichtsreduktion bei Übergewicht (siehe 10.4; Speisenplan zur Gewichtsreduktion gilt auch für Diabetiker),
- Kohlenhydrate (BE) auf 5–6 kleine Mahlzeiten über den Tag verteilen, angepasst, an Medikamente bzw. Insulin,
- mäßige Aufnahme von Zucker innerhalb einer Mahlzeit erlaubt (Vorsicht bei erhöhten Trigyceriden), < 10 % der Gesamtenergie
- isolierte Zucker, z. B. in Getränken meiden
- langkettige Kohlenhydrate mit Ballaststoffen bevorzugen (Vollkorngetreide, Gemüse, Hülsenfrüchte),
- nicht mehr als 30 % der täglichen Energie als Fett aufnehmen,
- pflanzliche Fette mit einfach und mehrfach ungesättigten Fettsäuren bevorzugen,
- tierische Fette, auch die versteckten, meiden,
- Cholesterin meiden; < 300 mg am Tag,
- Eiweiß beachten; 0,8–1 g/kg Körpergewicht für Erwachsene; mehr Eiweiß kann die Nieren schädigen.

Süßschmeckende Kohlenhydrate können isoliert, d.h. ohne Ballaststoffe, Fett oder Eiweiß, den Blutzucker rasch erhöhen. Einige Süßungsmittel wirken sich weniger auf den Blutzucker aus (siehe Tab. 10.2).

Gerade insulinpflichtige Diabetiker müssen die Kohlenhydrate der Lebensmittel kennen und berechnen bzw. abschätzen. Dafür wurde die BE-Berechnung entwickelt. BE bedeutet Broteinheit, wobei in der Bundesrepublik Deutschland eine Broteinheit für die verdaulichen Kohlenhydrate von 25 g

Tab. 10.2: **Zucker und Diabetes mellitus**

unerwünschte Kohlenhydrate	geeignete Kohlenhydrate, Zuckeraustauschstoffe, Süßstoffe
Glucose (Traubenzucker), Glucosesirup, Saccharose (Haushaltszucker), Saccharosesirup, Farinzucker, Kandis, Brauner Zucker, Rohrzucker, Honig, Fruchtdicksaft, Obstsäfte, Alkoholische Getränke, Maltose, Dextrine, Dextrose und Invertzucker	Fructose (Fruchtzucker) mäßig, Xylit, Mannit, Sorbit, Isomalt, Saccharin, Cyclamat, Aspartam, Acesulfam

MERKE

- Die Diabetesdiät entspricht einer vollwertigen energieangepaßten Ernährung, wobei die isolierten Zucker gemieden und tierische Fette reduziert bzw. durch pflanzliche ersetzt werden.

Mischbrot steht. Eine BE entspricht hier 12 g Kohlenhydrate. In der Schweiz wird der Brotwert für 10 g Kohlenhydrate definiert. Aber woher weiß man nun, wie viel BE's der Patient erhält? Das lässt sich aus der empfohlenen täglichen Kalorienzufuhr berechnen.

Beispiel: Der Patient darf am Tag 2000 kcal aufnehmen.
50% entfallen auf die Kohlenhydrate.
1000 kcal entsprechen etwa 250 g Kohlenhydraten.
250 g Kohlenhydrate entsprechen 20–21 BE.

Mit Hilfe der BE-Tabelle werden die BE's auf 5–6 Mahlzeiten verteilt. So strömt die Glucose kontinuierlich ins Blut und kann von dort in die Zellen transportiert werden. Wird Insulin nach Bedarf zugeführt, so wird vor jeder Mahlzeit der Blutzucker gemessen, dann werden die Kohlenhydrate der folgenden Speisen berechnet und daraus ergibt sich die Insulindosis. Ballaststoffreiche Kohlenhydratträger sollten immer bevorzugt werden, denn Versuche zeigten, dass eine Kost mit vielen Ballaststoffen sämtliche Zuckerwerte verbessert, und Medikamente eingespart werden können. Außerdem lassen kleine Eiweiß- und Fettbeilagen zu kohlenhydratreichen Lebensmitteln den Blutzucker langsamer ansteigen. So wären z. B. Obst mit Jogurt oder ein Brot mit etwas Käse günstig. Die BE- Berechnung ist wenig sinnvoll für übergewichtige Diabetiker des Typ II, das sind mehr als 80% der Diabetiker.

Hypoglykämien (Unterzuckerungen) treten nur bei Diabetikern auf, die spezielle Medikamente oder Insulin erhalten. Sie werden verursacht durch:

- Diätfehler,
- zu hoch dosierte Medikamente bzw. Insulin,
- Stress,
- starke körperliche Belastungen,
- Alkohol.

Die Diät bei Hypoglykämie soll folgendermaßen aussehen:

- schnell aufnehmbare Kohlenhydrate verzehren, wie Traubenzucker, Apfelsaft oder Obst (wenn der Patient erst leichte Anzeichen bemerkt),
- Diätfehler zukünftig vermeiden (29, 30).

TESTFRAGEN

Diabetes mellitus

1. Warum ist eine ballaststoffreiche Ernährung bei Diabetikern so wichtig?
2. In welcher Ausnahmesituation darf bzw. muß ein Diabetiker Traubenzucker essen?
3. Warum bekommen Diabetiker als Brotaufstrich Diät-Margarine?
4. Welche Fehlernährung kann einen Diabetes mellitus Typ II auslösen?
5. Wirkt sich Alkohol auf den Blutzuckerspiegel aus?

10.7 Herz- und Kreislauferkrankungen

LERNZIELE

- Die einzelnen Risikofaktoren und den Zusammenhang mit der Ernährung erkennen.
- Geeignete Kostformen zur Vorbeugung und Behandlung erlernen.

Herz- und Kreislauferkrankungen sind die häufigsten Todesursachen in den Industrie-Ländern. Hierunter fallen Erkrankungen, die alleine oder in Kombination mit anderen Veränderungen die Blutversorgung und damit auch das Herz und Gehirn schädigen. Gefürchtet ist die Arteriosklerose, bei der Lipide und Cholesterin die Arterienwand so verändern, dass der Blutdurchfluss behindert wird. Werden wichtige Zentren wie Herz und Gehirn nicht mehr ausreichend mit Sauerstoff versorgt, kommt es zum Herzinfarkt bzw. Schlaganfall.

Zu den **beeinflussbaren Risikofaktoren** für Herz- und Kreislauferkrankungen zählen:

- Bluthochdruck,
- Diabetes mellitus,
- Übergewicht,
- Zigarettenrauchen,
- Fettstoffwechselstörungen.

MERKE

- Herz-Kreislauferkrankungen verringern sich wenn Risikofaktoren vermieden werden.

10.7.1 Hypertonie (Bluthochdruck)

Der Blutdruck steigt in einigen Ländern mit dem Alter an, in anderen Regionen wiederum findet man dieses Phänomen nicht. Daher wird die allgemeine Lebensweise, zu der natürlich auch die Ernährung gehört, für die Hypertonie verantwortlich gemacht. Der Bluthochdruck gilt als ein Risikofaktor für Herz-Kreislauferkrankungen und sollte daher vermieden bzw. rechtzeitig behandelt werden. Bisher sind die genauen Mechanismen noch nicht geklärt, wie der primäre Bluthochdruck entsteht, bei dem keine anderen Grundkrankheiten vorliegen. Es gibt jedoch einen engen Zusammenhang zwischen Übergewicht und Bluthochdruck. Außerdem reagiert ein Teil der Patienten sensibel auf Kochsalz. Werden dann mehr als 5 g Kochsalz täglich aufgenommen, erhöht sich der Blutdruck. Neuerdings wird auch ein Zusammenhang zwischen Insulinresistenz (siehe 10.6) und Bluthochdruck beobachtet. Regelmäßiger Genuss größerer Mengen Alkohol wirkt ebenfalls Blutdruck steigernd. Ein Zusammenhang zwischen Bohnenkaffee und Bluthochdruck konnte nicht eindeutig bewiesen werden. Der Patient sollte individuell ausprobieren, wie er auf Kaffee reagiert. Der Inhaltsstoff von Lakritze, Glycirrhizin, kann den Blutdruck erhöhen (29, 30).

Diätempfehlung bei Bluthochdruck:
- Gewichtsreduktion,
- Kochsalzreduktion < 5 g/Tag,
- reichlich Gemüse und Obst verzehren,
- Alkohol reduzieren.

10.7.2 Fettstoffwechselstörungen

Fettstoffwechselstörungen werden auch als *Hyperlipoproteinämien* bezeichnet. Es kommt im Blut zum Anstieg von Lipoproteinen, die aus Fetten, Cholesterin, Phosphatiden und Eiweiß bestehen. Diese Störungen können aus anderen Erkrankungen folgen (sekundäre Fettstoffwechselstörungen) oder als primäre Fettstoffwechselstörungen auftreten, bei denen keine andere Grundkrankheit vorliegt. Hierzu besteht eine erbliche Veranlagung. Erhöhte Cholesterin- und Fettwerte gelten als ein Risikofaktor für die Arteriosklerose und müssen daher vermieden werden. Allerdings sind die einzelnen Werte auf das Lebensalter und das Geschlecht der Personen zu beziehen. Zur Zeit werden folgende vier Blutwerte als Zeichen für eine mögliche Gefährdung angesehen:

1. **Gesamt-Cholesterin**
2. **LDL = low density lipoprotein (Lipoproteine mit geringer Dichte):** Sie transportieren Cholesterin von der Leber zu den Zellen. Sind jetzt zu viel dieser Lipoproteine im Blut, so wird das Cholesterin nicht in die Zelle aufgenommen und kann die Gefäße schädigen.

3. **HDL = high density lipoprotein (Lipoproteine mit hoher Dichte):** Sie befördern das Cholesterin aus der Zelle zur Leber, wo es dann abgebaut und ausgeschieden wird. Sie schützen die Gefäße vor Ablagerungen.
4. **Triglyceride:** Sie werden auch als Neutralfette bezeichnet. Sie stammen aus dem Nahrungsfett oder werden aus kurzkettigen Kohlenhydraten (Zuckern) und Alkohol in der Leber aufgebaut. Sie steigen an, wenn mehr Energie aufgenommen als in den Zellen verbrannt wird. Ein Überangebot an Triglyceriden gilt als schädigend für die Gefäße.

Folgende Werte werden angestrebt:

Gesamtcholesterin:	< 5,2 mmol/l (< 200 mg/dl) Blut
LDL:	< 3,5 mmol/l (< 135 mg/dl) Blut
HDL:	> 0,9 mmol/l (> 35 mg/dl) Blut
Triglyceride	< 2,3 mmol/l (< 200 mg/dl) Blut

Zahlreiche Studien belegen den Einfluss der Ernährung auf diese Fettfraktionen, wobei ständig neue Erkenntnisse gewonnen werden. Wird mehr gegessen als der Körper verbrennt, ändern sich die Werte leicht. Insbesondere eine Kost mit einerseits reichlich tierischem Fett begleitet von Cholesterin und andererseits wenig pflanzlichem Fett wird für das gestörte Fettprofil verantwortlich gemacht. Ballaststoffe können Gallensäure binden, und somit wird dem Körper Cholesterin (siehe 2.3.1) entzogen. Neuere Untersuchungen beschäftigen sich mit Stoffen, die eine Oxidation der Fettfraktion verhindern sollen. Sie befinden sich in Gemüse und Früchten. Zu ihnen gehören die Vitamine Beta-Carotin, Vitamin E , Vitamin C und die Flavonoide. Bisherige Untersuchungen zeigten jedoch, dass eine positive Wirkung vom Gemüse bzw. Obst direkt ausgeht, nicht jedoch von einzelnen Vitamingaben. Kaffee und zwar insbesondere Zubereitungen, bei denen Bestandteile der Bohne mit aufgenommen werden (aufgebrüht), kann den Cholesterinspiegel erhöhen. Daher sollte eher gefilterter Kaffee getrunken werden.

Diätetische Empfehlungen zur Reduktion von Gesamtcholesterin, besonders der LDL, und Erhöhung von HDL:

- Gewichtsreduktion,
- Fettkonsum < 30% der täglichen Energie,
- gesättigte Fettsäuren (tierische Fette) reduzieren,
- ungesättigte Fettsäuren (pflanzliche Öle und Fette) bevorzugen,
- hochungesättigte Fettsäuren (Omega-3-Fettsäuren) in Hering, Lachs und Makrele bevorzugen; daher öfter Fisch essen,
- wenig Cholesterin essen (siehe 2.3.1),
- wegen der Ballaststoffe und Antioxidantien reichlich Gemüse, Vollkorngetreide, Hülsenfrüchte und Obst (z. B. Äpfel mit Schale) verzehren,
- Kaffeegenuss einschränken; filtern anstatt aufbrühen.

Diätetische Empfehlungen, um erhöhte Triglyceride zu senken:

- Gewichtsreduktion,

- keine isolierten Kohlenhydrate (Zucker) essen,
- Alkohol meiden,
- Fisch essen (17, 29, 30).

10.7.3 Metabolisches Syndrom

Das metabolische Syndrom setzt sich aus folgenden Merkmalen zusammen:
- Hyperinsulinämie,
- Insulinresistenz,
- Hypertriglyzeridämie, erniedrigtes HDL,
- Hypertonie,
- Adipositas mit Fettanlagerung am Körperstamm.

Häufig werden auch erhöhte Harnsäurewerte (siehe 10.8) gemessen. Diese Stoffwechselveränderungen sind insbesondere wegen der arteriosklerotischen Veränderungen (siehe 10.7) gefürchtet und müssen rechtzeitig behandelt werden. Hierzu eignen sich am Anfang ausschließlich folgende diätetischen Maßnahmen:
- Gewichtsreduktion,
- Alkoholverzicht,
- Kochsalzreduktion < 5 g Kochsalz/Tag,
- ballaststoffreiche Lebensmittel verzehren,
- Zucker meiden,
- langkettige Kohlenhydrate bevorzugen,
- mehr ungesättigte Fette, weniger gesättigte Fette < 70 g Gesamtfett/Tag verzehren,
- bei erhöhten Harnsäurewerten, purinarme Kost (siehe 10.8) zu sich nehmen,
- Nikotinverzicht (30).

TESTFRAGEN

Herz- und Kreislauferkrankungen

1. Ein Patient fragt Sie, wie er durch seine Ernährung Herz- und Kreislauferkrankungen vorbeugen kann. Welche Empfehlungen geben Sie ihm?
2. Ist es sinnvoll, wenn ein Diabetiker mit erhöhten Triglyceriden Fruchtzucker zum Süßen verwendet?
3. Warum ist eine ballaststoffreiche Kost bei erhöhten Cholesterinwerten sinnvoll?
4. Wann sollte Alkohol gemieden werden, um Herz- und Kreislauferkrankungen zu verhindern?
5. Wieso wird bei Herz- und Kreislauferkrankungen Fisch empfohlen?

10.8 Gicht

Gicht zählt zu den klassischen Wohlstandserkrankungen. In der Bundesrepublik Deutschland taucht sie wegen des hohen Nahrungs- und Genussmittelverzehrs (Alkohol) häufig auf. Handelt es sich um eine isolierte Stoffwechselstörung, so wird sie primäre Gicht genannt. Die Krankheitsbereitschaft ist zumeist erblich. Resultiert sie aus einer anderen Krankheit, wird sie als sekundäre Gicht bezeichnet. Die Gicht wird durch zu viel Harnsäure im Blut ausgelöst. Diese Harnsäure entsteht beim Abbau der Purine (siehe 2.2.1). Purine wiederum befinden sich in der Erbsubstanz DNA und in der RNA, die besonders in tierischen Lebensmitteln aber auch in Hülsenfrüchten enthalten sind. Reichert sich die Harnsäure an, kristallisiert sie aus und führt zu schmerzhaften Entzündungen in Geweben. Besonders gefährlich sind Ablagerungen in der Niere. Sie können schwere Nierenstörungen hervorrufen. Ziel ist es also, die Harnsäuremenge zu reduzieren und ihre Ausscheidung zu fördern. Das geschieht durch eine purinarme Kost und reichliche Zufuhr von Flüssigkeit. Allerdings hemmt Alkohol die Ausscheidung und muss daher gemieden werden.

Die Diätempfehlungen bei Gicht lauten:

- keine Fastenkuren durchführen, da dabei der Harnsäurespiegel ansteigen kann, sondern das Übergewicht langsam abbauen,
- purinarme Kost (siehe 2.2.1, Tab. 2.6) $<$ 500 mg Harnsäure/Tag,
- streng purinarme Kost $<$ 300 mg Harnsäure/Tag,
- Alkoholverzicht,
- viel trinken, um Harnsäure auszuscheiden (24, 29, 30).

TESTFRAGE

Gicht

1. Welche Stoffe können zu erhöhten Harnsäurewerten führen?

10.9 Rheumatismus

Seit Jahren wird diskutiert, ob die unterschiedlichen rheumatischen Erkrankungen durch eine spezielle Kost gebessert werden können. Eindeutige Studien, die einen Zusammenhang zwischen Rheumatismus und Ernährung belegen, gibt es nicht. Nach heutigem Wissensstand wird eine Kost empfohlen mit reichlich Omega-3-Fettsäuren (besonders Lachs, Makrele, Hering) und wenig Arachidonsäure (Fleisch und Wurst). Die Beschwerden werden häufig gemindert, wenn Folgendes bedacht wird:

- Normalgewicht anstreben,
- Lebensmittel, die nicht vertragen werden, weglassen,

- viel Getreide, Gemüse, Obst, Milchprodukte und maßvoll Pflanzenfette essen,
- Fisch anstatt Wurst und Fleisch verzehren (25, 29, 30).

10.10 Phenylketonurie

Die Phenylketonurie ist eine angeborene Stoffwechselerkrankung. Bei der Erkrankung ist der Abbau der essenzielle Aminosäure Phenylalanin gestört, wodurch schwere Schäden des Gehirns entstehen können. Die tägliche Kost darf nur wenig Phenylalanin enthalten. Reichlich enthalten ist es in eiweißreichen Lebensmitteln wie Käse, Fleisch, Getreide und Hülsenfrüchten. Diese Diät muss dann lebenslang, insbesondere während einer Schwangerschaft, beibehalten werden. Um diese schwere Stoffwechselstörung rechtzeitig aufzudecken, werden die Säuglinge nach der Geburt daraufhin untersucht (Screening).

Diät bei Phenylketonurie:

- eingeschränkte Zufuhr von Phenylalanin; die Eiweißergänzung erfolgt durch spezielle Aminosäuregemische mit Tyrosin,
- Muttermilch darf nur verdünnt und kontrolliert gegeben werden,
- Lebensmittel nach Phenylalanin-Austauschtabelle auswählen,
- Süßstoff Aspartam meiden, da er zu Phenylalanin abgebaut wird,
- ansonsten eine ausgewogene Kost wählen (29, 30).

10.11 Erkrankungen des Magen-Darm-Traktes

Bei Erkrankungen des Magen-Darm-Traktes leuchtet der direkte Bezug zur Ernährung ein. Handelt es sich ja um den Ort, wo die Nahrungsmittel aufgespalten und über die Darmschleimhaut ins Blut- bzw. Lymphsystem transportiert werden. Die Erkrankungen können unterschiedlichster Natur sein und benötigen daher die entsprechenden Kostformen.

10.11.1 Zöliakie (Sprue)

Die Zöliakie (bei Säuglingen) oder auch einheimische Sprue (bei Erwachsenen) ist eine Unverträglichkeit gegenüber dem Getreideeiweiß *Gluten*. Die Schleimhaut des Dünndarms wird durch das Gluten geschädigt, so dass es zu schweren Unterversorgungen mit wichtigen Nährstoffen kommen kann. Fett wird nicht mehr richtig aufgenommen (Steatorrhoe) und Durchfälle treten gehäuft auf. Die Zöliakie wird erkannt, wenn der Säugling nach Verzehr des ersten Getreidebreies unter diesen Beschwerden leidet. Daher sollten glutenhaltige Breie erst nach dem fünften Lebensmonat gefüttert werden. Jetzt ist der Säugling bereits stabilisiert, und falls eine Unverträglichkeit gegen das neue Getreide besteht, lässt sich die Ursache leicht herausfinden. Bei dieser Erkrankung wird ein lebenslanger Verzicht glutenhaltiger Lebensmittel empfohlen, um Veränderungen am Darm vorzubeugen. Dazu ist es wichtig, die betreffenden Lebensmittel zu erkennen.

Getreidesorten, die Gluten enthalten:

- Weizen, Dinkel, Grünkern, Roggen, Gerste, Hafer.

Glutenreich sind auch Lebensmittel, die diese Getreidearten enthalten. Zu ihnen zählen:

- Teigwaren (z. B. Nudeln), Kekse, entsprechende Fertiggerichte, Kleie, Bier, panierte Speisen.

Gegessen werden dürfen:

- Mais, Reis, Hirse, Quinoa, Amaranth,
- diätetische Lebensmittel mit dem Vermerk «glutenfrei» (im Reformhaus erhältlich),
- Milch, Käse, Fleisch, Fisch,
- Gemüse, Kartoffeln, Obst, Hülsenfrüchte (22, 29, 30).

MERKE

- Bei einer Zöliakie sollte lebenslang Gluten vermieden werden.

10.11.2 Lactoseintoleranz

Bei der Lactoseintoleranz (Milchzuckerunverträglichkeit) produziert die Dünndarmschleimhaut das Enzym *Lactase* nicht, bzw. nicht in ausreichender Menge. Daher kann der Milchzucker, die *Lactose,* nicht aufgespalten werden. Daraus folgen dann Durchfälle und Blähungen. Ein *angeborener Lactasemangel* wird als primär bezeichnet und tritt sehr selten auf. Hier fehlt bereits beim Säugling das Enzym. Beim *erworbenen Lactasemangel* wird weniger Enzym im Laufe des Lebens gebildet. Es kann jedoch häufig durch die Gabe geringer Mengen von Lactose aktiviert werden. Der sekundäre Lactasemangel entsteht, wenn der Verdauungstrakt durch Darmerkrankungen wie z. B. Morbus Crohn geschädigt wird.

Behandlung:

- Vermeidung großer Mengen von Lactose,
- lactosefreie Kost < 1 g Lactose/Tag,
- lactosearme Kost < 8–10 g Lactose/Tag.

Welche Lebensmittel enthalten Lactose? Insbesondere ungesäuerte Milch und daraus hergestellte Lebensmittel sind reich an Lactose. Wird jedoch die Milch gesäuert, so kann der Milchzucker zur Milchsäure abgebaut werden, die

Tab. 10.3: **Lactosegehalt einiger Lebensmittel**

Lebensmittel	Lactosegehalt g/100g
Vollmilch 3,5%	4,5
Vollmilchpulver	35
Kondensmilch	9
Butter	0,5
Joghurt 3,5%	3
Gouda	2
Gorgonzola	2
Camembert	1,6
Feta	0
Kekse	4,8
Milchschokolade	9,5

Nach: Deutsche Forschungsanstalt für Lebensmittelchemie, Der kleine Souci-Fachmann-Kraut, Stuttgart 1991

dann besser vertragen wird. Vermutlich bauen auch die geschluckten Milchsäurebakterien der gesäuerten Milch im Darm den restlichen Milchzucker ab. Ebenso wird Käse häufig ohne Probleme vertragen. Der Lactosegehalt einiger Lebensmittel ist in Tab. 10.3 angegeben (23, 29, 30).

VORSICHT

- Kekse und Kuchen, sowie Fertiggerichte enthalten häufig Milchpulver bzw. Molkepulver oder Milchzucker.
- Werden alle Milchprodukte gemieden, ist die Calciumversorgung gefährdet.

10.11.3 Erbrechen

Erbrechen tritt bei unterschiedlichen Erkrankungen und körperlichen Veränderungen (Schwangerschaft) auf. Gelegentliches Erbrechen wird vom gesunden Körper ohne Probleme verkraftet. Dagegen führt häufiges Erbrechen zu starken Verlusten an Wasser und Elektrolyten. Diese müssen so schnell wie möglich wieder ersetzt werden. Stark gefährdet sind Säuglinge.

Diät bei Erbrechen:

- viel Flüssigkeit (> 3,5 Liter/Tag),
- kochsalzreich (> 10 g NaCl/Tag),
- kaliumreich (> 6 g K/Tag),
- zunächst Flüssigkost,
- flüssig breiige Kost,
- leicht verdauliche Kost,

- stündlich kleine Mahlzeiten,
- immer wieder zum Trinken anregen,
- abwechselnd mal heiße gesalzene Brühe, mal Obstsäfte,
- falls der Flüssigkeitsverlust oral nicht aufgefüllt werden kann, parenterale Gabe (29).

MERKE

- Bei häufigem Erbrechen müssen Wasser und Elektrolyte ersetzt werden.

10.11.4 Diarrhoe

Diarrhoe (Durchfallerkrankungen) haben genau wie das Erbrechen die unterschiedlichsten Ursachen. Auch hier verliert der Körper Wasser und Elektrolyte, außerdem ist die Aufnahme von Nährstoffen gestört. Gelegentliche Durchfälle kann der gesunde, erwachsene Körper im Gegensatz zum Säugling ausgleichen. Häufige Durchfälle erzeugen jedoch Mangelsituationen, die so schnell wie möglich zu beseitigen sind.

Je nach Schweregrad des Durchfalls lässt sich die Diät in Stufen einteilen:

1. **Akutfall:**
   - Ausgleich der Wasser- und Elektrolyteverluste mit Glucose-Elektrolytlösung (WHO-Empfehlung), entsprechende Handelspräparate einsetzen oder selbst zubereiten:
     3,5 g Kochsalz (1 Teelöffel) + 1,5 g Kaliumchlorid (⅓ Teelöffel) + 2,5 g Natriumcarbonat = Backnatron (½ Teelöffel) + 20 g Traubenzucker (1–2 Esslöffel) gelöst in 1 Liter Wasser oder gesalzene Brühe + Obstsäfte, gezuckerter Tee, zuckerhaltige Limonade, Colagetränke oder Saft von 5 Orangen + 1 Teelöffel Salz + 7 Teelöffel Traubenzucker bzw. Kristallzucker gelöst in 1 Liter Wasser/Saft.
2. **Schleimkost:**
   - Haferschleim, Reisschleim, Karottensuppe
   - geriebener Rohapfel (Pektin quilt besser auf)
3. **Kostaufbau:**
   - zunächst lactose- und fettarmes Eiweiß (Magerquark, Frischkäse, Geflügel, ballaststoffarme Kohlenhydrate (Teigwaren, Toast, Weißbrot, Salzstangen, Karotten, Spinat) wenig leichtverdauliches unerhitztes Fett (Butter, Diätmargarine, Pflanzenöl).
4. **Übergang zur normalen Kost:**
   - eventuell leichte Vollkost,
   - bei Fettstühlen (Steatorrhoe) MCT-Fette,
   - bei andauernden Unverträglichkeiten entsprechende Lebensmittel meiden (29).

10.11.5 Obstipation (Darmträgheit)

Obstipation (Darmträgheit, Verstopfung) ist hier zu Lande weit verbreitet. Die Definition dieser Störung der Verdauung erweist sich als schwierig. Bei einer normalen Kost spricht man von einer Obstipation, wenn der Darm seltener als alle 2–3 Tage entleert wird. Die Betroffenen empfinden eine Verstopfung als unangenehm, insbesondere das Pressen bei der Stuhlentleerung. Durch den harten Kot können Divertikel (siehe 10.11.6) und Hämorrhoidal-Leiden entstehen. Allerdings muss eine übertriebene Angst vor Verstopfung bei den Patienten vermieden werden. Gelegentlich befürchten die Betroffenen durch eine längere Verweildauer des Stuhls im Darm schädliche Auswirkungen bis hin zu einer Selbstvergiftung oder Gewichtszunahme. Das ist unbegründet. Damit die Verstopfung behandelt werden kann, wird zunächst vom Arzt die Ursache abgeklärt.

Mögliche Ursachen der Obstipation sind:

- ballaststoffarme Kost,
- Schokolade, Käse, schwarzer Tee, Pfefferminztee,
- zu geringe Flüssigkeitszufuhr,
- Bewegungsmangel,
- Stuhldrang wird nicht registriert oder unterdrückt,
- Stress, unregelmäßiger Tagesrhythmus,
- Medikamente,
- Erkrankungen.

Wenn die Ursachen der Verstopfung weder auf Medikamente noch auf Erkrankungen zurückzuführen sind, empfehlen sich folgende Schritte:

- Ernährung umstellen: langsam schrittweise ballaststoffreiche Lebensmittel einfügen, mit leicht verdaulichem Gemüse, geschrotetem Vollkornbrot, Apfel mit Schale etc. *Vorsicht:* keine radikale Umstellung, da sich der Darm langsam an die Ballaststoffe gewöhnen muss.
- Ausprobieren: Sauerkraut, Jogurt, Buttermilch, Dörrpflaumen, Leinsamen, Kleie u. ä.
- Viel trinken, besonders wenn Kleie eingenommen wird, da sie Quellflüssigkeit braucht.
- Darm zur Regelmäßigkeit «erziehen»
- Ausreichend bewegen (19).

MERKE

- Reichlich Ballaststoffe in Verbindung mit Flüssigkeit fördern die Verdauung.

10.11.6 Divertikulitis

Divertikel entstehen, wenn die Schleimhaut des Darms die Muskelschicht durchbricht und dabei kleine, sackförmige Ausstülpungen bildet. Diese Divertikel können sich entzünden und zu einer Divertikulitis, häufig verbunden mit Fieber, Schmerzen und Abzessen, führen. Es besteht ein eindeutiger Zusammenhang zwischen einer ballaststoffarmen Ernährung und der Divertikulose.

MERKE

- Eine Kost mit reichlich Ballaststoffen verhindert die Divertikelbildung und beugt der Divertikulitis vor.

Ernährung bei Divertikulose:

- Lebensmitteln mit Ballaststoffen bevorzugen,
- grobe Weizen-Kleie mit viel Flüssigkeit essen,
- viel trinken,
- wenn nötig, Übergewicht abbauen.

Diät bei akuter Divertikulitis:

- parenterale Kost,
- Sonde ins Jejunum,
- Kostaufbau: 1. Flüssigkost, 2. flüssig-breiige Kost, 3. leichte Vollkost, 4. ballaststoffreiche Kost (29, 30).

10.11.7 Colitis ulcerosa

Bei der Colitis ulcerosa entzündet sich die Kolonschleimhaut, und Geschwüre können entstehen. Eindeutige Ursachen sind bisher nicht entdeckt. Bei Kindern handelt es sich häufig um eine Reaktion auf Lebensmittel. Je nach Ausmaß und Ort der Erkrankung leidet der Patient an Anämie (Blutverlust), Eiweiß-, Mineralstoff- und Wassermangel.

Diät bei akuter Colitis ulcerosa:

- Nährstoffmangel mit parenteraler Ernährung ausgleichen,
- ballaststofffreie Formeldiät (Elementardiät),
- Flüssigkost,
- leichte Vollkost,
- Lebensmittel, die nicht vertragen werden, ausschließen (20, 29, 30).

10.11.8 Morbus Crohn

Morbus Crohn wird auch als *Enteritis regionalis* bezeichnet. Es handelt sich hierbei um Entzündungen mit Zellveränderungen, die den gesamten Verdauungstrakt betreffen können. Genau wie bei der Colitis ulcerosa sind die Ursachen dieser Erkrankung nicht bekannt. Die Patienten leiden häufig an einer Unterversorgung mit Energie, Eiweiß, Eisen, Zink, und den Vitaminen B_{12}, A, D sowie Folsäure. Diese Unterversorgung wird sowohl durch einen Appetitmangel als auch durch eine gestörte Aufnahme von Nährstoffen ausgelöst. Bei Kindern kann der Nährstoffmangel insbesondere das Längenwachstum behindern. Häufig bilden sich Stenosen (Verengungen) im Verdauungstrakt. Dann muss die Nahrung ballaststoffarm sein. Wird Fett mit dem Stuhl (Steatorrhoe) ausgeschieden, so wird eine fettarme aber eiweißreiche Kost empfohlen. Benötigt der Patient dringend Energie, dann eignen sich MCT-Fette (siehe 2.3).

Diät bei Morbus Crohn:

- Nährstoffmangel mit parenteraler Ernährung ausgleichen,
- ballaststofffreie Formeldiät (Elementardiät),
- leichte Vollkost,
- Lebensmittel, die nicht vertragen werden, ausschließen,
- wenig Ballaststoffe bei Stenosen,
- bei Steatorrhoe wenig Fett, eher MCT-Fette,
- bei Lactasemangel wenig oder gar kein Milchzucker (siehe 10.11.2),
- Nährstoffe nach Bedarf ergänzen (Magnesium, Eisen, Zink, Vitamin A, D, B_{12}, Folsäure) (28, 29, 30).

MERKE

- Bei Colitis ulcerosa und Morbus Crohn Nährstoffmangel ausgleichen und leichte Vollkost bevorzugen.

10.11.9 Pankreatitis

Die akute Pankreatitis (Bauchspeicheldrüsenentzündung) entsteht durch eine Fehlproduktion der Verdauungsenzyme. Sie greifen das Organ an und führen zu einer Selbstverdauung. Daher muss die Bauchspeicheldrüse zunächst ruhig gestellt und darf nicht durch Nahrungsaufnahme stimuliert werden. Das wird durch totalen Verzicht auf orale Nahrung und Flüssigkeit erreicht. Die Diät für Patienten mit einer akuten Pankreatitis erfolgt in einzelnen Stufen. Der Zeitraum, in dem die jeweilige Stufe beibehalten wird, richtet sich nach dem Verlauf der Krankheit. Wenn die Krankheit ausgeheilt ist, normaliert sich die Verdauung.

Der Kostaufbau erfolgt Schrittweise (Alkoholverbot!):

1. Nahrungs- und Flüssigkeitskarenz; parenterale Ernährung,
2. ungesüßter Tee,
3. gesüßter Tee,

4. Breie aus leicht verdaulichen Kohlenhydraten und Wasser, Weißbrot und Marmelade,
5. Kohlenhydrat-Eiweißkost, Magerquark, mageres Geflügelfleisch, Reis, Kartoffeln, Brot,
6. Zulage von Fett,
7. vollwertige Kost.

Bei der chronischen Pankreatitis geht Gewebe zu Grunde, dabei kann die exogene (Verdauungsenzyme) und endokrine (Insulin, Glukagon) Funktion eingestellt werden (Pankreasinsuffizienz). Ein hoher Alkoholkonsum kann zur chronischen Pankreatitis führen. Als Krankheitsursache wird auch der Verzehr von viel Fett und Eiweiß diskutiert. Als Symptome treten Steatorrhoe, Durchfall, Blähungen und Mangelversorgungen auf. Schreitet die chronische Pankreatitis fort, entsteht ein Diabetes mellitus.

Diätetische Maßnahmen:
- bei Steatorrhoe weniger Fett, eher MCT-Fette,
- Alkoholverbot,
- 5–6 kleine Mahlzeiten,
- leichte Vollkost (20, 29, 30).

MERKE

- Ein Patient mit akuter Pankreatitis darf weder essen noch trinken; er wird parenteral ernährt.
- Alkohol ist absolut verboten.

10.11.10 Mukoviscidose

Bei der angeborenen Mukoviscidose produzieren die exokrinen Drüsen (Pankreas, Dünndarm-, Bronchial-, Schweißdrüsen) schleimige Sekrete, die ihre Aufgaben nicht mehr richtig wahrnehmen und Organe schädigen können. Die Bauchspeicheldrüse kann bis hin zu einer Insuffizienz beeinträchtigt werden. Somit fehlen die Enzyme der Bauchspeicheldrüse und die Kinder leiden an schweren Mangelsituationen.

Diätprinzip bei Mukoviscidose:
- bei geringer Einschränkung möglichst Vollkost, wenn nötig MCT-Fette,
- häufig kleine Mahlzeiten (Enzympräparate),
- Mangel ausgleichen (Kalorien, Eiweiß, Kochsalz, Kalium, Calcium, Zink, Vitamine, Flüssigkeit),
- Sondenkost,
- Infusionen (29).

10.11.11 Fettleber

Bei einer Fettleber sind mehr als die Hälfte der Leberzellen verfettet. Ursache ist häufig ein regelmäßiger Alkoholkonsum, der die Fettsäureverbrennung vermindert und die Synthese von Triglyceriden steigert. Ebenso kann eine Überernährung insbesondere mit isolierten Kohlenhydraten (Zucker) sowie ein Diabetes mellitus Typ II zu der Fetteinlagerung führen. Aber auch ein Eiweißmangel, wie beim Kwashiorkor oder eine Vergiftung können zu einer Fettleber führen. Eine Fettleber kann sich wieder zurückbilden, wenn die Ursache behoben wird. Sie kann jedoch auch in eine Fibrose oder Zirrhose übergehen.

Empfehlung:
- Schädigende Substanzen, vor allem Alkohol, meiden,
- Kohlenhydrate, insbesondere Zucker, reduzieren,
- Diabetes mellitus gut einstellen,
- vollwertige Mischkost, bei Beschwerden leichte Vollkost.

10.11.12 Leberzirrhose

Ebenso wie die Fettleber ist die Leberzirrhose meist durch erhöhten Alkoholkonsum bedingt. Als Ursachen kommen auch Infektionen oder Autoimmunerkrankungen vor. Die Zirrhose führt zu Übelkeit, Oberbauchschmerzen und allgemeinem Krankheitsgefühl. Aszites (Bauchwassersucht), Ödeme und Bluthochdruck können folgen. Patienten mit chronischen Lebererkrankungen leiden häufig an einer Unterernährung mit Energie- und Nährstoffmangel, da der Energieverbrauch erhöht sein kann. Darauf muss die Ernährung ausgerichtet sein:
- bei Wassereinlagerungen: Natrium einschränken, nicht mehr als 3 g Kochsalz am Tag,
- Energieverbrauch decken: 30–40 kcal/kg KGW × Tag,
- Mahlzeiten gleichmäßig auf den Tag verteilen,
- Nährstoffdefizit decken,
- leichte Vollkost bevorzugen.

10.11.13 Leberinsuffizienz

Bei einer Leberinsuffizienz wird Eiweiß nicht mehr richtig abgebaut, wodurch der Ammoniakspiegel steigt. Dadurch entstehen schwere Störungen des Zentralnervensystems bis hin zum Koma.

Diät bei Leberinsuffizienz:
- Eiweiß- und Aminosäurekarenz,

- parenterale Zufuhr von Fett und Kohlenhydraten, Elekrolyten und Flüssigkeit,
- nach 3 Tagen spezielle Aminosäurengemische,
- orale Nahrungszufuhr, langsame Proteinzulage, eher Milchprodukte und pflanzliches Eiweiß, reich an Ballaststoffen,
- Eiweiß < 0,8 g/kg Körpergewicht/Tag.

Ansonsten eignet sich für Lebererkrankungen die leichte Vollkost, wobei häufig der Alkoholkonsum verboten oder eingeschränkt wird (30).

MERKE

- Bei Lebererkrankungen müssen alkoholische Getränke gemieden werden.

10.11.14 Gallensteine

Gallensteine zählen mit zu den ernährungsbedingten Erkrankungen. Sie werden durch eine Kost reich an Kalorien, Fett, Eiweiß und Cholesterin und arm an Ballaststoffen gefördert; können jedoch auch bei strengem Fasten auftreten.

Diät bei Gallensteinen:

- leichte Vollkost,
- Übergewicht langsam abbauen,
- wenig Fett, Eierspeisen und Schlagsahne,
- 5–6 kleine Mahlzeiten am Tag (29).

MERKE

- Menschen mit Gallensteinen sollten tierische Lebensmittel mit viel Fett und Cholesterin meiden.

10.11.15 Magenresektion

Bei unterschiedlichen Magenerkrankungen werden einzelne Teile (Billroth I und II) oder der gesamte Magen entfernt. Normalerweise speichert der Magen den Speisebrei und gibt ihn dann in kleinen Portionen weiter an den Dünndarm. Fehlt dieser Speicher, so gelangt der Brei sofort in den Dünndarm. Das kann Beschwerden verursachen, die als «Dumping-Syndrom» bezeichnet werden. Es wird unterschieden zwischen *Frühdumping,* das sofort auftritt, und dem *Spätdumping,* etwa 1–2 Stunden nach dem Essen. Beim Frühdumping fühlt sich der Patient schwach und schwindelig, er schwitzt und verspürt Schmerzen im Oberbauch. Diese Symptome werden durch die Dehnung des Dünndarms und den Wassereinstrom aus den Gefäßen ins Darmlumen hervorgerufen. Das Spätdumping wird durch den raschen Abfall des Blutzuckers hervorgerufen und äußert sich in Schwitzen, Konzentrationsschwäche und Müdigkeit. Nach Magenoperationen kann die Ausnutzung der Nährstoffe beeinträchtigt sein. Eine Milchzuckerunverträglichkeit (siehe 10.11.2) kann auftreten.

Diät nach Magenresektion:

- viele kleine Mahlzeiten (6–10),
- bei Unterernährung hohe Energiedichte,
- bei gestörter Fettverdauung MCT-Fette (siehe 2.3),
- isolierte Zucker meiden, Ballaststoffe bevorzugen,
- bei Lactasemangel Milchzucker meiden (siehe 10.11.8),
- bei hohen Gewichtsverlusten Formeldiäten,
- möglichen Mangel an Vitamin C, Folsäure, Zink, Eisen, Vitamin D und Calcium ausgleichen,
- Vitamin B_{12} bei fehlendem Intrinsic-Faktor parenteral zuführen,
- übergehen in leichte Vollkost (20, 29, 30).

10.11.16 Kurzdarmsyndrom

Der Körper gleicht Verluste von 50 % des Dünndarms ohne große Einbußen aus. Verluste von mehr als 75 % führen allerdings zu ungenügender Ausnutzung der Nährstoffe und damit zu einer Unterversorgung. Fehlen große Teile des Dünndarms und Kolons, so werden Wasser und Elekrolyte nicht mehr ausreichend resorbiert, es folgen Durchfälle. Hat der Speisebrei nur wenig Kontakt im oberen Dünndarm mit der Schleimhaut, werden Sekrete der Gallenblase und Bauchspeicheldrüse nicht ausreichend gebildet. Das wiederum führt zu Störungen der Fett- und Eiweißverdauung.

Diätetische Maßnahmen bei Kurzdarmsyndrom:

- bei zu geringer Dünndarmfläche parenterale Ernährung,
- mehr als 20% des Dünndarms intakt, orale Ernährung möglich,
- nach Operation isotone Kohlenhydrat-Elektrolytlösung,
- bei Mangelversorgung Formeldiät,
- bei gestörter Fettverdauung MCT-Fette (siehe 2.3),
- normale Kost, bzw. leichte Vollkost,
- Flüssigkeit nicht zur Mahlzeit trinken, damit die Passage langsam erfolgt,
- Verluste an Mineralstoffen und Vitaminen ausgleichen (29, 30).

MERKE

- Sind 50 % des Dünndarms intakt, ist eine normale Kost möglich. Erst bei größeren Ausfällen treten Versorgungslücken auf.

10.11.17 Leichte Vollkost bei Magen-Darm-Erkrankungen

Die leichte Vollkost wird bei den meisten Erkrankungen des Magen-Darm-Traktes, der Leber und Bauchspeicheldrüse empfohlen. Früher wurden organbezogenen Schonkostformen verordnet. Sie stellten die Organe ruhig und waren sehr einseitig. Der Körper wurde nicht mehr ausreichend mit Nährstoffen versorgt und es resultierten Unterversorgungen. Die erhoffte Heilwirkung blieb aus. Die neuen Diät-Prinzipien verfolgen eine andere Strategie: Die Organe sollen sobald wie möglich arbeiten, außerdem werden alle Nährstoffe möglichst schnell verabreicht und sei es als Zusätze. Die leichte Vollkost eignet sich bei funktionellen Magenbeschwerden, Reizdarm mit Blähungen, Sodbrennen, chronischer Magen-Schleimhautentzündung, Magen- und Zwölffingerdarmgeschwüren, chronischer Leberentzündung, Leberzirrhose, Gallenerkrankungen, chronischer Pankreatitis, Morbus Crohn, Colitis ulcerosa.

Die leichte Vollkost ist so vollwertig wie möglich und lässt lediglich die Lebensmittel weg, die erfahrungsgemäß Unverträglichkeiten auslösen. Über schwerverdauliche Lebensmittel informiert Tab. 10.4.

Tipps für die Praxis:

- regelmäßig, mehrere kleine Portionen verzehren,
- gut kauen, langsam in Ruhe essen,
- weder zu heiß, noch zu kalt trinken und essen,
- Lebensmittel in kleinen Portionen auf ihre Bekömmlichkeit austesten,
- fettreiche Zubereitungen, wie Paniertes und Frittiertes meiden, lieber dünsten, dämpfen, grillen oder in der Mikrowelle garen,
- wenig Süßigkeiten und alkoholische Getränke,
- bei Sodbrennen nach dem Essen nicht hinlegen.

Entsprechend der Erkrankung muss besonders beachtet werden:

- Bei Sodbrennnen und Magenerkrankungen mit Übersäuerung (Hyperacidität), wie Magengeschwüren (Ulcus ventriculi) werden säurefördernde

Tab. 10.4: **Schwerverdauliche Lebensmittel**

Gemüse, Obst	Fett	Getränke	Sonstiges
Hülsenfrüchte	frittierte Speisen	Getränke mit CO_2	frisches Brot
Gurkensalat	fette Speisen	Bohnenkaffee	harte Eier
Kohl	süße und fette Backwaren	Alkohol	Eisbein
Paprika	Mayonaise		Geräuchertes
Zwiebeln			
rohes Stein- und Kernobst			

Nach: Deutsche Gesellschaft für Ernährung, Leichte Vollkost, Frankfurt a. Main 1994

Stoffe besser gemieden. Dazu gehören: Röststoffe in Kaffee und scharf gebratenen Lebensmitteln, alkoholische Getränke, Zucker, eventuell Gewürze, wie Knoblauch, Paprika und Meerrettich.
- Liegen Störungen der Galle und Bauchspeicheldrüse vor, wird eine besonders fettarme Kost empfohlen.
- Leidet der Patient an Erkrankungen der Leber oder der Bauchspeicheldrüse, so sind alkoholische Getränke in der Regel verboten (20,30).

TESTFRAGEN

Erkrankungen des Magen-Darm-Traktes

1. Welche Getreidesorten müssen bei einer Zöliakie gemieden werden?
2. Welche Lebensmittel werden bei einer Lactoseintoleranz schlecht vertragen?
3. Welche beiden Elemente innerhalb einer vollwertigen Kost sind besonders wirksam gegen Verstopfung?
4. Wie werden starke Nährstoffdefizite nach akuten Schüben von Colitis ulcerosa und Morbus Crohn wieder ausgeglichen?
5. Wann werden MCT-Fette verwendet?
6. Kann ein Patient, dem große Teile des Magens entfernt wurden, wieder eine normale Kost erhalten?
7. Für welche Erkrankungen wurde die leichte Vollkost entwickelt?
8. Welches Prinzip verfolgt die leichte Vollkost?

10.12 Osteoporose

Bei der Osteoporose verliert der Knochen an Gewebe, insbesondere Calcium. Die Knochen werden porös und brechen leicht. Besonders betroffen sind die Wirbelkörper im Brust- und Lendenbereich. Sie verformen sich und dabei entsteht eine gebeugte Haltung. Diese Vorgänge sind für die Betroffenen sehr schmerzhaft. Als Ursache für diese Erkrankung werden verschiedene Faktoren verantwortlich gemacht. In seltenen Fällen liegt eine Schilddrüsenfehlfunktion vor. Wesentlich häufiger sind folgende Risikofaktoren vorhanden:
- Erbanlage,
- Hormonmangel (Östrogen, Testosteron),
- Nebenwirkung von Medikamenten (Kortison),
- Bewegungsmangel,
- unausgewogene Ernährung,
- Genussmittel (Zigaretten, Alkohol).

Da die Osteoporose besonders bei Frauen nach den Wechseljahren auftritt, wurde der Einfluss des Östrogens auf die Knochensubstanz erkannt. Neuere Studien zeigten, dass bei rauchenden Frauen der Östrogengehalt absinkt und dadurch die Knochen entkalken. Die Ernährung spielt bei der Osteoporose eine bedeutende Rolle, denn das wichtigste Mineral der Knochen ist das Calcium. Damit das Calcium gut aufgenommen und eingelagert wird, benötigt der Körper Vitamin D. Vitamin D ist in der Nahrung enthalten, es kann aber auch in der Haut gebildet werden, wenn sie von der Sonne beschienen wird. Dazu reichen auch Spaziergänge bei bedecktem Himmel aus. Allerdings sollten wenigstens Gesicht und Hände unbekleidet sein. Wird viel Alkohol getrunken, so wird weniger Vitamin D gebildet. Daher gilt reichlicher Genuss von Alkohol als ein Risikofaktor.

Neben Calcium muß noch ein weiterer Mineralstoff beachtet werden und zwar das *Phosphor* (siehe 3.2.5). Enthält die Nahrung zu viel Phosphor, so wird gleichzeitig Calcium aus den Knochen freigesetzt. Daher sollte das Verhältnis von Phosphor zu Calcium ausgeglichen sein.

Prophylaxe: Es ist sinnvoll, bereits in der Jugend einer möglichen Osteoporose vorzubeugen. Denn besonders in der Wachstumsphase müssen die Knochen ausreichend mineralisiert werden. In den ersten beiden Lebensjahren speichern die Knochen des Säuglings bzw. Kleinkinds täglich etwa 130–155 mg Calcium, während der Pubertät werden bei Jungen täglich etwa 300 mg und bei Mädchen 200 mg eingelagert. Mit etwa 30 Jahren ist die maximale Knochendichte erreicht. Danach wird sie mehr oder weniger stark reduziert. Tab. 10.5 gibt die Gehalte von Calcium und Phosphor einiger Lebensmittel an.

Ernährung bei Osteoporose:

- calciumreiche Lebensmittel bevorzugen, z. B. täglich ½ Liter fettarme Milch und 2 Scheiben Käse zu 30 g,

Tab. 10.5: **Gehalte von Calcium und Phosphor einiger Lebensmittel**

Lebensmittel	Calcium mg/100g	Phosphor mg/100g
Vollmilch 3, 5%	120	90
Joghurt, fettarm 1,5%	115	90
Doppelrahmfrischkäse	80	135
Speisequark 20%	85	165
Emmentaler	1020	635
Gouda 40%	820	445
Schmelzkäse 45%	545	945
Rindfleisch	12	155
Schinken geräuchert	10	205
Brokkoli	105	80
Grünkohl	210	85
Cola-Getränke	4	15

Nach: Deutsche Forschungsanstalt für Lebensmittelchemie, Der kleine Souci-Fachmann-Kraut, Stuttgart 1991

- calciumreiche Mineralwässer (> 15 mg Calcium/Liter) bevorzugen,
- phosphatreiche Lebensmittel, wie Fleisch, Schmelzkäse und Wurstwaren, vermeiden,
- öfter Fisch essen, da er Vitamin D enthält,
- weniger salzen, da mit Natrium auch Calcium ausgeschieden wird,
- nicht zu viel schwarzen Tee trinken, da er die Calciumaufnahme behindert,
- wenig Alkohol trinken,
- Rauchen einstellen (21).

MERKE

- Bei Neigung zu Osteoporose auf eine calciumreiche Kost achten.

TESTFRAGE

Osteoporose

1. Wie kann bereits in der Jugend einer Osteoporose vorgebeugt werden?

10.13 Erkrankungen der Niere

LERNZIEL

- Erkennen, wie Essen und Trinken an den Funktionszustand der Niere angepaßt werden.

Die unterschiedlichen Nierenerkrankungen wirken sich insbesondere auf die Ausscheidung von Wasser, Eiweiß und Elekrolyten aus. Für die einzelne Erkrankungsart existiert keine feste Diät, sondern die Ernährung muss jeweils der gestörten Nierentätigkeit angepasst werden. Eine besondere Rolle spielt die Trinkmenge. So gibt es Situationen, in denen sehr viel getrunken werden muss und wiederum Phasen, in denen nur sehr wenig getrunken werden darf. Das belastet den Patienten und er benötigt Unterstützung von dem Pflegepersonal.

Tipps zur eingeschränkten Flüssigkeitsaufnahme:

- Getränke bevorzugen, die Nährstoffe enthalten (z. B. Säfte, Suppen),
- sparsam salzen, denn je salziger, desto größer der Durst,
- Kaugummi kauen,
- nur bei Durst trinken,
- kleine Gefäße bevorzugen,
- nicht zum Essen trinken.

Tipps zur reichlichen Flüssigkeitsaufnahme:

- Getränke stets in Sicht- und Reichweite stellen,

- Getränke abwechseln,
- viel wasserreiche Lebensmittel, wie Gemüse und Obst, verzehren,
- Getränke nicht zu heiß oder kalt anbieten,
- große Trinkgefäße verwenden (29).

MERKE

- Die Flüssigkeitsaufnahme spielt bei Nierenerkrankungen eine wichtige Rolle.

10.13.1 Akute Glomerulonephritis

Bei der Glomerulonephritis sind die Nierenkörperchen entzündet. Die akuten Entzündungen werden hauptsächlich durch Toxine von Streptokokken (Angina, Scharlach) ausgelöst. Als Symptome werden Ödeme und Bluthochdruck beobachtet. Die Ausscheidung von Urin kann beeinträchtigt sein, weshalb sich eine Flüssigkeitsbilanz empfiehlt.

Flüssigkeitsbilanz: Tägliche Flüssigkeitszufuhr (Getränke und Speisen) in ml = 24-Stunden-Harnmenge (ml) + 500 ml

Diät bei Glomerulonephritis:
- bei erhöhten harnpflichtigen Stoffen im Blut: 10 Tage streng eiweißarm, natriumarm, kaliumarm und hochkalorisch,
- mäßig eiweißarm,
- natriumarm < 1,2–2,4 g Natrium/Tag,
- Flüssigkeit nach Bilanz,
- normale Kost nach der Ausheilung (32).

10.13.2 Chronische Glomerulonephritis

Chronische Entzündungen können die Funktionseinheiten der Niere so stark schädigen, dass eine Niereninsuffizienz entsteht. Als Ursache wird eine fehlgeleitete Abwehrreaktion angenommen. Inwieweit eine eiweißreiche Ernährung diese Fehlreaktion fördert, konnte bisher nicht geklärt werden. Allerdings wird das Fortschreiten der Erkrankung durch eine streng eiweißarme Ernährung gestoppt. Die chronische Glomerulonephritis lässt sich je nach Verlaufsform in die vasculäre Verlaufsform mit Blutdruckerhöhung und die nephrotische Verlaufsform mit hohen Eiweißverlusten unterteilen. Nach der Verlaufsform richten sich auch die diätetischen Maßnahmen.

Bei der *vasculären Verlaufsform* steht die Hypertonie im Vordergrund. Die Diätempfehlung lautet:
- natriumarme Kost (nicht mehr als 1,2–2,4 g Natrium/Tag),

- Abbau von Übergewicht,
- vegetarische Kost,
- Eiweißgehalt 0,8 g/kg KGW/Tag.

Bei der *nephrotischen Verlaufsform* stehen die Verluste an Eiweiß im Vordergrund. Durch den Eiweißmangel können sich Ödeme bilden. Die diätetischen Maßnahmen setzen ein, wenn sich durch die hohen Eiweißverluste das Eiweiß insbesondere Albumin im Blut so weit verringert, dass Ödeme entstehen. Das Krankheitsbild entspricht dann dem nephrotischem Syndrom (siehe 10.13.6) (32).

10.13.3 Interstitielle Nephritiden

Die interstitiellen Nephritiden werden durch bakterielle Entzündungen (Pyelonephritis), Schäden durch Arzneimittel oder toxische Stoffe (Schwermetalle) und Harnsäureablagerungen (Gicht) hervorgerufen. Hier entzündet sich das Nierenzwischengewebe und das Nierenhohlsystem. Als wichtigste Maßnahme muss auf eine *reichliche Flüssigkeitszufuhr* geachtet werden.

Diät bei interstitiellen Nephritiden:

- mindestens 1,5–2 Liter Flüssigkeit/Tag,
- bei Harnsäureschäden purinarm,
- bei Hypertonie natriumarm, kaliumreich (32).

10.13.4 Schwangerschaftsnephropathie

Diese Komplikation tritt eher im letzten Drittel der Schwangerschaft auf. Die Ursache ist bisher ungeklärt. Häufig findet man auch die Bezeichnung *EPH-Gestose,* wobei E für edema (Ödeme), P für proteinuria (Proteinurie)und H für hypertension (Bluthochdruck) steht. Die Frauen leiden also unter hohem Blutdruck, starken Ödemen und gelegentlich unter Krämpfen (Eklampsie) und Bewusstlosigkeit. Mit dem Urin wird Eiweiß ausgeschieden.

Die diätetische Empfehlung bei Schwangerschaftsnephropathie lautet:

- Vollwertige Kost mit Kartoffeln, Vollkornprodukten, Gemüse, Obst, Milchprodukten, Fisch und Fleisch,
- ausreichende Flüssigkeitszufuhr,
- mehrere kleine Mahlzeiten (39).

10.13.5 Diabetische Nephropathie

Hierbei handelt es sich um die Folgen eines schlecht behandelten Diabetes mellitus. Dabei werden die Gefäße geschädigt, die Nierenkörperchen veröden, das führt zu Eiweißverlusten mit dem Urin, bis hin zum nephrotischem Syndrom und zur chronischen Niereninsuffizienz. In den Anfangsstadien wird durch eine geeignete Kost das Fortschreiten der Erkrankung verhindert.

Diät bei diabetischer Nephropathie:
- gute Einstellung des Blutzuckers (siehe 10.6),
- 0,8 g Eiweiß/kg KGW/Tag,
- natriumarm (32).

10.13.6 Nephrotisches Syndrom

Das nephrotische Syndrom ist eine Erscheinung, die durch unterschiedliche Krankheiten hervorgerufen wird. Es resultiert z. B. aus einer chronischen Glomerulonephritis oder aus interstitiellen Nephritiden. Bei dem Syndrom treten Eiweißverluste (10–20 g/Tag) und Wassereinlagerungen (Ödeme) auf. Häufig gesellt sich dazu eine Hyperlipoproteinämie. Sie muss ebenfalls diätetisch behandelt werden, damit keine Gefäßschäden entstehen. Die Diät gleicht die Stoffwechsellage aus.

Diät bei Nephrotischem Syndrom:
- 1,3–1,5 g Eiweiß mit hoher biologischer Wertigkeit/kg KGW/Tag,
- natriumarm,
- Flüssigkeit bilanzieren,
- Fett <30% der Energie, Pflanzenfett bevorzugen,
- Cholesterin <300 mg/Tag,
- wenig Zucker (Triglyceride) (32).

10.13.7 Niereninsuffizienz

Die oben beschriebenen Erkrankungen können zur Niereninsuffizienz führen. Die Niere scheidet die Stoffwechselprodukte nicht mehr ausreichend aus, reichern sich im Blut an und schädigen den Organismus. Die akute Niereninsuffizienz lässt sich von der chronischen Niereninsuffizienz unterscheiden.

10.13.7.1 Akute Niereninsuffizienz

Die akute Niereninsuffizienz entsteht zumeist nach starken Blutverlusten (Unfällen, Operationen) oder durch Vergiftungen. Die Diät richtet sich danach, wie stark die Niere beeinträchtigt ist. Scheidet die Niere noch ausreichend Harn aus, so kann mit Diät behandelt werden. Zunächst muss geprüft werden, ob die Aufnahme und Abgabe von Wasser ausgeglichen ist. Hierzu muss die aufgenommene Flüssigkeit aus Getränken und Speisen mit der Harnmenge verglichen werden. Eine gestörte Wasserausscheidung lässt sich kontrollieren, indem der Patient regelmäßig gewogen wird. Wird nur wenig Urin ausgeschieden (Oligurie), oder stellt die Niere die Urinausscheidung gänzlich ein (Anurie), so muss eine Dialyse erfolgen.

Diät bei akuter Niereninsuffizienz:

- Flüssigkeit bilanzieren,
- Eiweiß je nach Nierenfunktion; hohe biologische Wertigkeit (siehe 2.2),
- bedarfsgerechte Energiezufuhr: 35–40 kcal/kg KG pro Tag für Erwachsene; bei Kindern entsprechend der Altersstufe; Energieaufteilung: 4,5 % Eiweiß, Fett 35 %, Kohlenhydrate > 60 %,
- nach Bedarf nierenadaptierte Formuladiät oder parenterale Versorgung,
- bei Hyperkaliämie kaliumarme Kost,
- bei erhöhtem Natriumbestand natriumarme Kost (30, 32).

10.13.7.2 Chronische Niereninsuffizienz

Die chronische Niereninsuffizienz entwickelt sich häufig aus der chronischen Glomerulonephritis, den interstitiellen Nephritiden oder den diabetischen Nephropathien. Je stärker das Nierengewebe geschädigt ist, desto schlechter werden die harnpflichtigen Substanzen ausgeschieden. Die Niereninsuffizienz wird danach beurteilt, inwieweit die Niere ihre Aufgabe erfüllen kann. Als Maß für die Nierenfunktion gelten die Mengen an Harnstoff, Kreatinin, Proteinen und Elektrolyten im Blut und der Eiweißgehalt im Harn.

Die Niereninsuffizienz kann in einzelne Stadien eingeteilt werden (Tab. 10.6). In den beiden ersten Stadien sollte bereits mit diätetischen Maßnahmen begonnen werden. Denn wird die Niere funktionell entlastet, kann der Krankheitsverlauf gestoppt werden. Im Stadium der fortgeschrittenen Niereninsuffizienz leidet der Patient unter Beschwerden des Verdauungstraktes mit Appetitmangel und Übelkeit. Reichern sich giftige Stoffwechselprodukte an, so können sie

Tab. 10.6: **Stadien der Niereninsuffizienz**

Stadien	Kreatinin im Serum mg/dl	Eiweißzufuhr g/kg Körpergewicht	Kalium g/Tag
Leichte Niereninsuffizienz (volle Kompensation)	< 2	0,8	2–3
mäßige Niereninsuffizienz (kompensierte Retention)	2 bis < 6	0,5–0,6	2–3
fortgeschrittene Niereninsuffizienz (Präurämie)	6 bis < 12	0,3–0,4	2–3
dekompensierte Niereninsuffizienz (Urämie)	> 12	1,1–1,2	1,5–2

Nach: Kluthe, R., Quirin, H., Metz, G., Diätbuch für Nierenkranke, Stuttgart 1989, S. 15

die Schleimhaut des Magen-Darm-Traktes und das Zentralnervensystem schädigen.

Ernährung: Erfahrungsgemäß werden die Erscheinungen verringert, wenn weniger Eiweiß verzehrt wird. Dieses Eiweiß muss nun eine hohe biologische Wertigkeit besitzen, damit es gut in körpereigenes Eiweiß umgebaut wird (siehe 2.2). Bewährt hat sich die *Kartoffel-Ei-Diät,* bei der der Patient das Eiweiß hauptsächlich über Kartoffeln und Ei erhält. Der tägliche Bedarf wird mit 600 g Kartoffeln und einem Hühnerei sowie geringen Zulagen von Milchprodukten gedeckt. Die anderen Lebensmittel liefern reichlich Kohlenhydrate und Fett aber kaum Eiweiß. Hierfür stehen spezielle diätetische eiweißreduzierte Produkte (Brot, Mehl oder Teigwaren) zur Verfügung. Ebenso eignet sich die sogenannte «Schwedendiät». Sie besteht aus einer eiweißarmen Kost, die durch essenzielle Aminosäuren ergänzt wird. Auch hier liefern hauptsächlich Kohlenhydrate und Fette die Energie.

Diät bei chronischer Niereninsuffizienz:

- in fortgeschrittenem Stadium 0,4 g Eiweiß mit hoher biologischer Wertigkeit/kg KGW pro Tag; z. B. Kartoffel-Ei-Diät oder Schwedendiät,
- ausreichend Energie 35 kcal/kg KGW/Tag hauptsächlich als Kohlenhydrate,
- Trinkmenge erhöhen oder reduzieren, je nach Ausscheidungsfunktion,
- Flüssigkeit bilanzieren (siehe 10.13.1),
- phosphatarm bei Hyperphosphatämie,
- natriumarm oder streng natriumarm bei Ödemen und Hypertonie; ansonsten keine Einschränkung,
- Kaliumeinschränkung 2–3 g; nur Gemüse und Obst mit wenig Kalium (30, 32, 35).

MERKE

- Die Ernährung richtet sich nach dem Stadium der Erkrankung.

10.13.7.3 Dialyse

Kann die Niereninsuffizienz nicht mehr ausgeglichen werden, so müssen die harnpflichtigen Substanzen durch die künstliche Niere (Dialyse) oder Bauchfellspülung (Peritonealdialyse) entfernt werden. Bei einer Dialyse wird mit Spüllösungen das Blut von Stoffwechselprodukten befreit. Dabei werden jedoch auch Aminosäuren, Mineralien und Vitamine ausgeschieden, diese müssen dann wieder ersetzt werden.

Diät nach Dialyse:

- Flüssigkeit bilanzieren,
- 1,0–1,3 g Eiweiß mit hoher biologischer Wertigkeit/kg KGW/Tag, für Kinder dem Wachstum angepasst,
- Energiezufuhr 35–40 kcal pro kg Normalgewicht/Tag,

- kaliumarm 1,5–2 g,
- natriumarm,
- phosphatarm (kein Schmelzkäse, Leber, Hirn und wenig Wurst),
- wasserlösliche Vitamine werden nach Bedarf ersetzt (32, 35).

10.13.8 Nephrolithiasis (Nierensteine)

Nierensteine entstehen, wenn bestimmte Stoffe im Nierenbecken auskristallisieren. Setzen sich diese Steine im Harnleiter fest, so führt das zu außerordentlich schmerzhaften Koliken. Als scharfkantige Kristalle können sie auch die Niere schädigen. Für eine gezielte diätetische Behandlung muss geklärt werden, um welche Art von Stein es sich handelt (Calciumoxalat, Harnsäure, Calciumphosphat). Ist jedoch die Zusammensetzung nicht bekannt, so lautet die **allgemeine Empfehlung:**
Viel trinken >2–3 Liter/Tag: Früchte- und Kräutertees, Nieren- und Blasentees, verdünnte Obstsäfte, calciumarme Mineralwässer, kaum alkoholische Getränke.

Diät bei *Calciumoxalatsteinen:*

- eventuell Calcium und Vitamin D einschränken (Vorsicht Osteoporosegefahr!),
- oxalatarme Kost: wenig Kakao, Spinat, Rhabarber, kein hochdosiertes Vitamin C,
- Harn alkalisieren (Ziel: pH 7,0–7,2): Citrusfrüchte und Säfte, Gemüse und Säfte, Mineralwasser (Fachingen, Marienbader Rudolfsquelle, St.-Linus-Quelle etc.).

Diät bei *Harnsäure-Steinen:*

- purinarm (siehe 2.2.1, 10.8),
- Alkoholverzicht,
- Harn alkalisieren (Ziel: pH 7,0–7,2): Citrusfrüchte und Säfte, Gemüse und Säfte, Mineralwasser (Fachingen, Wildunger Helenenquelle, St.-Linus-Quelle, Vichy-Mineralwässer etc.).

Diät bei *Calciumphosphatsteinen:*

- eventuell Calcium und Vitamin D einschränken (Vorsicht Osteoporosegefahr!),
- wenig Phosphat (siehe 3.2.5),
- Harn aussäuern (Ziel: pH <6,0): Johannisbeer- und Preiselbeersaft, sulfatreiche, säuernde Mineralwässer (Appolinaris, Harzer Sauerbrunnen, Bad Brückenau etc.) (30, 32).

MERKE

- Bei Nierensteinen viel trinken.

TESTFRAGEN

Erkrankungen der Nieren

1. Warum ist die pauschale Empfehlung, bei einer Nierenerkrankung viel zu trinken, nicht richtig?
2. Welche Kost wird bei interstitiellen Nephritiden, die durch Harnsäureablagerungen entstanden sind, empfohlen?
3. Worauf muß die Kost bei diabetischer Nephropathie abgestimmt sein, um die Nieren möglichst nicht weiter zu schädigen?
4. Wie muß das Eiweiß beschaffen sein, damit es die Verluste beim nephrotischen Syndrom schnell ersetzt und die Niere nicht unnötig belastet?
5. Auf welche Mineralien muß bei einer Niereninsuffizienz besonders geachtet werden?
6. Warum eignet sich bei einer Niereninsuffizienz die Kartoffel-Ei-Diät?
7. Welche Empfehlung würden Sie bei Nierensteinen unbekannter Zusammensetzung geben?

10.14 Lebensmittelallergien

Immer häufiger klagen Verbraucher über allergische Reaktionen auf Lebensmittel. Warum diese Erkrankungen zunehmen, konnte noch nicht eindeutig geklärt werden. Mögliche Ursachen sind:

- Umweltverschmutzung,
- neue, exotische Lebensmittel,
- vermehrter Einsatz von Zusatzstoffen,
- Fertigprodukte, die viele Zutaten enthalten,
- neue technologische Hilfsmittel,
- einseitige Ernährungsgewohnheiten,
- Störungen des Immunsystems durch Stress.

Einteilung und Auslöser: Die Wissenschaftler unterscheiden zwischen einer *echten Allergie* und einer *Pseudo-Allergie* bzw. einer Intoleranzreaktion. Die Veranlagung für beide Reaktionstypen wird vererbt. Bei der echten Allergie bildet das Immunsystem Antikörper gegen einen Nahrungsbestandteil. Es wehrt sich gegen den Eindringling, indem es biogene Amine, wie z. B. Histamin, freisetzt, die dann die Symptome verursachen. Prinzipiell sind allergische Reaktionen gegen Inhaltsstoffe aller Lebensmittel und Zusatzstoffe möglich. Die Pseudo-Allergie verläuft ohne Antikörperbildung. Die körperlichen Symptome gleichen jedoch einer echten Allergie. Hier setzen bestimmte Inhaltsstoffe der Lebensmittel direkt Histamin frei. Ähnliche Reaktionen wurden nach dem Verzehr geschwefelter Lebensmittel festgestellt, wobei die genauen Mechanismen nicht geklärt sind.

Zu den Inhaltsstoffen, die eine Pseudo-Allergie auslösen können, zählen:
- Geschmacksverstärker (Glutamat),
- Konservierungsstoffe (Benzoesäure),
- Farbstoffe (Azofarbstoffe),
- Salicylate (z. B. in Preiselbeeren)
- Sulfite.

Biogene Amine, wie Histamin und Tyramin, die bei einer Allergie freigesetzt werden, können auch in Lebensmitteln enthalten sein und dann zu gleichen Erscheinungen führen. Auch hier reagieren die einzelnen Menschen unterschiedlich empfindlich. Am bekanntesten ist die Fischvergiftung, bei der durch unsachgemäße Lagerung, Eiweiße zu biogenen Aminen umgebaut wurden.

Allergien bzw. Unverträglichkeiten machen sich an unterschiedlichen Organen bemerkbar. Allerdings können die Reaktionen auch durch Inhalations- oder Kontaktallergene hervorgerufen werden. Nach dem Verzehr von Lebensmitteln bzw. Getränken wurden folgende Reaktionen beschrieben:
- Hautausschläge,
- Nesselfieber,
- Neurodermitis,
- Quincke-Ödeme,
- Fließschnupfen,
- Asthma,
- Durchfall
- Kopfschmerzen (Migräne),
- Kreislaufkrisen (anaphylaktischer Schock).

Was können Betroffene machen?

Um weiteren Anfällen vorzubeugen, müssen die entsprechenden Lebensmittel gemieden werden. Dazu werden sie zunächst aufgespürt, das erfordert vom Betroffenen sehr viel Geduld. Hat man schon einen Verdacht, so sollte das entsprechende Lebensmittel mindestens eine Woche aus dem Speisenplan ausgeschlossen werden. Lassen die Symptome nach, ist das Allergen wahrscheinlich gefunden. Eine andere Methode ist die Eliminationsdiät, hier wird zunächst mit einer Kartoffel-Reis-Diät begonnen und dann die Lebensmittel nach und nach zugesetzt. So wird das unverträgliche Lebensmittel identifiziert. Sehr kritisch zu betrachten sind sogenannten «Anti-Allergie-Kostformen», denn Allergien entwickeln sich individuell. Was bei dem einen eine Allergie auslöst, kann von dem nächsten vertragen werden. Werden wichtige Lebensmittel, wie z. B. Milch oder Getreide, einfach aus dem Speisenplan gestrichen, so können Unterversorgungen mit Nährstoffen entstehen. Außerdem erzeugt nun möglicherweise eine zu einseitige Kost neue Unverträglichkeiten. Gegarte Lebensmittel werden häufig besser vertragen, das sollte ausprobiert werden. Gerade bei Kindern können allergische Reaktionen auch wieder verschwinden. Bieten Sie also nach einiger Zeit vorsichtig wieder das Lebensmittel an.

Wie wird die Kost zusammengestellt?

- Alle wichtigen Lebensmittelgruppen sollten enthalten sein.
- Die Kost sollte so abwechslungsreich wie möglich sein.
- Unverträgliche Lebensmittel werden weggelassen.
- Bei bestimmten Lebensmitteln muss Ersatz gefunden werden, z. B. bei Kuhmilchunverträglichkeit Ziegenmilch oder Sojamilch mit Calciumzusatz verwenden.

Kann man schon bei Neugeborenen Allergien vorbeugen?

Säuglinge werden am besten vor Allergien und Unverträglichkeiten geschützt, wenn sie möglichst bis zum 6. Lebensmonat ausschließlich gestillt werden und in ihrer Gegenwart nicht geraucht wird (36).

TESTFRAGE

Lebensmittelallergien

1. Läßt sich durch eine spezielle Diät eine Allergie verhüten?

10.15 Künstliche Ernährung

Erst wenn der Patient die orale (über den Mund) Ernährung nicht will, darf oder verträgt, setzt die künstliche Ernährung ein. Der Patient erhält mit Hilfe der Sonde eine enterale Ernährung (über den Verdauungstrakt) oder durch Infusionen eine parenterale Ernährung (unter Umgehung des Verdauungstraktes).

10.15.1 Enterale Ernährung

Die enterale Ernährung wird über eine Sonde in flüssiger Form durch Nase, Rachen und Speiseröhre in den Magen bzw. Dünndarm eingeführt. Sonden können auch durch die Bauchdecke direkt in den Magen, den Zwölffingerdarm (Duodenum) oder den Leerdarm (Ileum) gelegt werden.

Patienten erhalten eine enterale Ernährung bei:

- Störungen des Schluckreflexes (Bewusstlosigkeit, Lähmungen),
- Operationen im Mund-Rachen-Bereich,
- psychisch bedingter Nahrungsverweigerung,
- Erkrankungen mit hohem Eiweißabbau, z. B. nach Verbrennungen, Unfällen,
- chronisch entzündlichen Darmerkrankungen (Morbus Crohn, Colitis ulcerosa),
- Erkrankungen der Bauchspeicheldrüse (Pankreas),
- schlechtem Ernährungszustand (Krebs, AIDS).

Empfehlung: Die enterale Ernährung enthält alle wichtigen Nährstoffe, die der Mensch benötigt. Früher wurde diese Diät selber zusammengestellt. Heute werden sogenannte Formulakostformen verwendet. Sie sind dem jeweiligen Bedarf an Nährstoffen und dem Funktionszustand des Verdauungstraktes angepasst.

Formuladiät (Tab. 10.7) wird unterteilt in:

- hochmolekulare, ballaststoffhaltige Diät, auch nährstoffgruppendefinierte Diät genannt,
- niedrigmolekulare, vollbilanzierte Diät ohne Ballaststoffe, auch chemisch definierte Diät, Elementardiät oder Astronautenkost genannt.

Verabreichung: Sondenkost wird kontinuierlich als Tropfsonde bzw. Ernährungspumpe, als Laufsonde oder portioniert als Bolus verabreicht.

Bei der Verabreichung ist zu beachten:

- Oberköper des Patienten erhöht lagern,
- Nahrung soll Zimmertemperatur haben,
- kleine Portionen verabreichen,
- Nahrung langsam zuführen,
- vor und nach jeder Mahlzeit und Tablettengabe Sonde mit etwa 20 ml Wasser oder ungesüßtem Tee spülen.

Die Sondenernährung kann auch zu Hause erfolgen. Sondenernährung bereitet gelegentlich Probleme, deren Ursachen erkannt und beseitigt werden müssen. Tabelle 10.8 verdeutlicht das (29, 30).

Tab. 10.7: **Sondenkost**

Bezeichnung	Zusammensetzung	Anwendung
hochmolekulare Diät mit Ballaststoffen oder: – nährstoffgruppen-definierte Diät	– Proteine, – Triglyceride, – Oligo- und Polysaccharide, Ballaststoffe, – Vitamine, – Mineralstoffe, – Wasser	Verdauungstrakt intakt, orale Aufnahme gestört
niedrigmolekulare, vollbilanzierte Diät ohne Ballaststoffe oder: – chemisch definierte Diät – Elementardiät – Astronautenkost	– Aminosäuren oder Peptide, – ungesättigte Fettsäuren oder MCT-Fett (Fettsäuren mittlerer Kettenlänge) – Mono-, Di- und Oligosacharide, – keine Ballaststoffe, – Vitamine, – Mineralstoffe, – Wasser	orale Aufnahme und Verdauung gestört

Tab. 10.8: **Probleme bei Sondennahrung**

Problem	Ursache	Lösung
Fremdkörpergefühl	meist Anfangsschwierigkeit	Mundspülungen oder Nasensalben
Schlechter Geschmack	Aminosäuren schmecken unangenehm	peptidreiche Diäten probieren
gestörter Sondendurchfluß	Verstopfen der Sonde	durchspülen mit Wasser oder Tee (ohne Zucker)
Völlegefühl, Übelkeit, Bauchschmerzen, Erbrechen, Durchfall	a) bakterielle Verunreinigung, b) Unverträglichkeiten, c) zu große Portionen, d) falsche Temperatur	a) Teepause, Hygiene, b) Diät ändern, c) langsam dosieren, d) 30 °C geeignet
Unterzuckerung mit Schweiß, Unruhe, Kollapsneigung	zu große Portionen oder zuviel isolierte Zucker oder falsche Lage der Sonde	langsam dosieren, Diät überprüfen, Sonde überprüfen
Stuhlverstopfung	fehlende Ballaststoffe	wenn erlaubt, Ballaststoffe

10.15.2 Parenterale Ernährung

Die enterale Ernährung entspricht der physiologischen Nahrungsaufnahme über den Darm und beschleunigt den Heilungsprozess. Außerdem birgt sie weniger Risiken (Infektionsgefahr) als die parenterale. Daraus ergibt sich, erst wenn eine enterale Ernährung nicht möglich ist, wird eine parenterale Ernährung verordnet. Bei der parenteralen Nährstoffzufuhr wird der Verdaungstrakt umgangen, hier gelangen die Nährstoffe also direkt in die Blutbahn.

Parenterale Ernährung ist angezeigt bei:

- prä- oder postoperativen Zuständen, wenn länger als 3 Tage keine enterale Nahrung aufgenommen werden darf,
- posttraumatischen Zuständen, z. B. nach Verbrennungen mit hohem Energiebedarf (bis zu 80 kcal/kg KGW/Tag),
- Erkrankungen des Magen-Darm-Traktes.

Zusammensetzung: Bei der parenteralen Ernährung werden geeignete Nährlösungen miteinander kombiniert, so dass auf den jeweiligen Bedarf eingegangen wird. Sie enthält als Komponenten:

- die acht essenziellen Aminosäuren sowie Arginin, Histidin, Prolin und Alanin,
- emulgiertes Fett, z. B. Sojaöl oder auch MCT-Fette,
- Monosaccharide, wie Glucose und Fructose, und Zuckeralkohole, wie Xylit und Sorbit,
- Mineralstoffe und Vitamine,
- Wasser (29, 30).

TESTFRAGEN

Künstliche Ernährung

1. Warum erhält der Patient, wenn möglich, eher die enterale als die parenterale Ernährung?
2. Worin unterscheidet sich die hochmolekulare Diät mit Ballaststoffen von der nierdermolekularen vollbilanzierten Diät?

Antworten zu den Testfragen

KAPITEL 1

1. Vollkornbrot enthält mehr Vitamine, Mineralstoffe und Ballaststoffe.
2. Calcium.
3. Nein, der Mensch muß essenzielle Fettsäuren (Pflanzenfette) mit dem Essen zu sich nehmen, außerdem benötigt er Fett für die Aufnahme von fettlöslichen Vitaminen.
4. Obst, Nüsse.
5. Da sich daraus ungünstige Ernährungsgewohnheiten entwickeln können.
6. Nein, wer Vollkorngetreide, Obst, fettarme Milchprodukte, Fisch, mageres Fleisch und energiearme Getränke zu sich nimmt, entscheidet sich für eine schmackhafte, preisbewusste Ernährung, ohne Gewichtsprobleme.

KAPITEL 2

1. Kohlenhydrate.
2. Sie enthalten die essenziellen Fettsäuren und gelten als vorbeugend gegen Arteriosklerose.
3. Sie sättigen,
   - fördern das Kauen,
   - regen die Verdauung an,
   - binden Gallensäure und senken so den Cholesterinspiegel,
   - verhindern einen zu schnellen Glucosetransport durch die Darmwand und gleichen somit den Blutzuckerspiegel aus (Diabetes mellitus),
   - verhindern vermutlich Dickdarmkrebs.
4. Nein, er muss wenigstens die essenziellen Aminosäuren aufnehmen.
5. Hühnerei.
6. Anzahl der Zuckermoleküle (Mono-, Disaccharide und Polysaccharide) und Verdaulichkeit (Stärke oder Ballaststoffe).
7. 0,8 g/kg Körpergewicht oder 15% der Energie.
8. Fett, das in Lebensmitteln fein verteilt enthalten ist und deshalb nicht auffällt.
9. Einfach- und Zweifachzucker.
10. Fett.
11. Grundumsatz und Leistungsumsatz.
12. Als Grundumsatz wird diejenige Energie bezeichnet, die erforderlich ist, um die physiologischen Grundfunktionen aufrechtzuhalten.
13. Der Leistungsumsatz bezeichnet einen zusätzlichen, über den Grundumsatz hinausgehenden Energieaufwand z. B. durch erhöhte Muskeltätigkeit, Stillen oder erhöhte Wärmeproduktion bei niedrigen Umgebungstemperaturen.

14. Nein, Männer haben einen höheren Grundumsatz.
15. 40 kcal mal Körpergewicht in kg.

KAPITEL 3–5

1. Da der Körper keine oder nur geringe Reserven anlegt.
2. Vitamin A.
3. Vitamin D.
4. Seefisch.
5. Natrium und Phosphor.
6. Nein bei abwechslungsreicher Kost erhalten wir genügend Vitamine.
7. 2–3 Liter incl. Wasser in Lebensmitteln.
8. Leckere Getränke anbieten, Suppen, Obst, Gemüse, usw.
9. 50–60%.
10. Fieber, Hitze, Schweiß, Erbrechen, Durchfall, eiweißreiche und salzreiche Kost.
11. 1 g Alkohol enthält 7 kcal bzw. 30 kJ.

KAPITEL 6

1. Durch mangelnde Hygiene bei der Lebensmittelproduktion oder im Haushalt.
2. Ja, Zusatzstoffe müssen bis auf wenige Ausnahmen angegeben sein, so kann man auf Produkte ohne Zusatzstoffe zurückgreifen.
3. Im Fettgewebe.
4. Zuviel Phosphat in der Nahrung vermindert den Caliumbestand des Körpers.
5. Stark gedüngtes Gemüse, gepökelte Wurstwaren.
6. Nein, dieser Zusatzstoff muß von der Firma auf Nebenwirkungen untersucht werden und bei der entsprechenden Behörde zur Prüfung vorgestellt werden.

KAPITEL 7

1. Damit die hitzeempfindlichen Vitamine, Aussehen und Geschmack erhalten bleiben.
2. Wildpilze können insbesondere Schwermetalle anreichern.

KAPITEL 8

1. Gefährdung der Gesundheit und Täuschung.
2. Nein, es existieren noch nationale Gesetze.

KAPITEL 9

1. Da der Bedarf an Vitaminen und Mineralien stark ansteigt, aber der Energiebedarf nur gering zunimmt.
2. Damit die Milchbildung angeregt wird.
3. Leber reichert auch hohe Mengen an Vitamin A an, das den Embryo schädigen kann.
4. Alkoholische Getränke können zu schweren Schäden beim Ungeborenen führen.
5. Ab dem 5. bzw. 6. Monat.
6. Ja, Honig gilt als besonders kariogen.
7. Eine geeignete Pausenverpflegung wäre Brot mit Käse belegt und dazu ein Stück Gemüse.
8. Da das Empfinden für Salz nachläßt.
9. Ältere Menschen empfinden Durst weniger stark. Damit die Verdauung funktioniert und auch Medikamente besser ausgeschieden werden, benötigen sie reichlich Flüssigkeit.

KAPITEL 10.1

1. Wenn die normale Ernährung von den Empfehlungen stark abweicht.
2. Nein, denn sie wird nicht durch eine Fehlernährung verursacht.

KAPITEL 10.2

1. Es gibt keine spezielle Diät, die Krebs heilt. Der Krebspatient bekommt eine vollwertige Kost, die seine Wünsche berücksichtigt und einen Nährstoffmangel verhindert.
2. Auf die Nebenwirkungen, wie Schluckbeschwerden, Geschmacksveränderungen, Übelkeit usw.

KAPITEL 10.3

1. Kleine Portionen anbieten, Mahlzeiten unterschiedlicher Geschmacksrichtungen anbieten, auf persönliche Vorlieben eingehen, psychische Probleme berücksichtigen.

KAPITEL 10.4

1. Übergewicht kann ein Risikofaktor sein.
2. Schnelle Gewichtsverluste sind nicht von Dauer, der Körper schaltet einen Sparmechanismus ein, der Grundumsatz sinkt.
3. Reduktionskost mit ca. 1200 kcal auf etwa 5 kleine Mahlzeiten über den Tag verteilt, Teilnahme an Kursen zur Gewichtsreduktion, Kontakt mit Gleichgesinnten, reichlich Getränke, kein Alkohol.

KAPITEL 10.5

1. Kurzfristig versorgt eine Sondenernährung den Körper mit Nährstoffen, langfristig muß der Patient selber das Essen akzeptieren, das gelingt eher über psychologische Hilfe.
2. Dem Patienten fehlt die Krankheitseinsicht.

KAPITEL 10.6

1. Glucose strömt langsam ins Blut.
2. Hypoglykämie.
3. Damit Fettstoffwechselstörungen vermieden werden.
4. Übergewicht.
5. Ja, er kann zur Unterzuckerung führen.

KAPITEL 10.7

1. Gegen hohen Blutdruck: Normalgewicht, wenig Kochsalz, gegen Fettstoffwechselstörungen: wenig tierisches Fett und Cholesterin, pflanzliches Fett, wenig Zucker, wenig Alkohol.
2. Nein, denn Fruchtzucker läßt wie alle Zucker die Triglyceride ansteigen.
3. Die Ballaststoffe können Cholesterin, das im Darm als Gallensäure vorliegt binden und somit dem Körper entziehen.
4. Bei erhöhten Triglyceriden, erhöhtem Blutdruck und metabolischem Syndrom.
5. Die hochungesättigten Fette im Fisch wirken sich günstig auf die Fließeigenschaft des Blutes aus.

KAPITEL 10.8

1. Purine und Alkohol.

KAPITEL 10.11

1. Hafer, Gerste, Weizen, Roggen.
2. Ungesäuerte Milch und Milchprodukte.
3. Ballaststoffe und Wasser.
4. Über die parenterale Ernährung.
5. Wenn die normale Fettverdauung gestört ist und Fett mit dem Stuhl ausgeschieden wird (Steatorrhoe).
6. Prinzipiell ja, allerdings müssen Lebensmittel, die Beschwerden bereiten fortgelassen werden und eventuell Nährstoffe ersetzt werden.
7. Erkrankungen des Magen-Darm-Traktes, der Leber und Bauchspeicheldrüse.
8. Die Kost entspricht einer vollwertigen Ernährung, lediglich Lebensmittel oder fettreiche Zubereitungen, die häufig nicht vertragen werden, fallen fort.

KAPITEL 10.12

1. Indem reichlich Milch und Milchprodukte verzehrt werden und ausreichend ins Freie gegangen wird (Vitamin D).

KAPITEL 10.13

1. Die Nierenfunktion kann bereits beeinträchtigt sein, so dass die Flüssigkeit nicht mehr vollständig ausgeschieden wird (Ödeme).
2. Der Patient sollte viel trinken, aber keinen Alkohol, die Kost ist purinarm und wenn ein Hochdruck vorliegt, natriumarm.
3. Blutzuckerspiegel muss ausgeglichen werden, die Kost ist natriumarm und enthält nicht mehr als die täglich empfohlene Eiweißmenge von 0,8 g/kg KGW.
4. Das Eiweiß muß eine hohe biologische Wertigkeit besitzen.
5. Natrium, Phosphat und Kalium.
6. Die Mischung besitzt eine hohe biologische Wertigkeit, das bedeutet, der Körper erhält hochwertiges Eiweiß und die Niere wird nicht durch überflüssiges Eiweiß belastet.
7. Viel trinken, möglichst 2–3 Liter pro Tag als Früchte- und Kräutertee, Nieren- und Blasentee, verdünnte Obstsäfte, Mineralwasser und möglichst wenig Alkohol.

KAPITEL 10.14

1. Nein, Allergien sind sehr individuell, die Kost wird angepaßt.

KAPITEL 10.15

1. Die enterale Ernährung regt die Verdauungsorgane zur Arbeit an und das gilt als günstig. Außerdem birgt die enterale Ernährung weniger Risiken (Infektionsgefahr), außerdem ist sie preiswerter.
2. Die hochmolekulare Diät enthält Eiweiß, langkettige Kohlenhydrate und Ballaststoffe und pflanzliche Fette, der Verdauungstrakt muss diese Stoffe abbauen. Die niedermolekulare Diät enthält Aminosäuren und Peptide, kurzkettige Kohlenhydrate und essenzielle Fettsäuren, diese Kost wird auch bei gestörter Verdauung vertragen.

Literaturverzeichnis

1. Auswertungs- und Informationsdienst für Ernährung, Landwirtschaft und Forsten e.V.: **Vom richtigen Umgang mit Lebensmitteln im Haushalt**: AID Verbraucherdienst informiert, Bonn, 1994
2. Auswertungs- und Informationsdienst für Ernährung, Landwirtschaft und Forsten e.V.: **Vitamine & Mineralstoffe**, AID Verbraucher Dienst informiert, Bonn, 1991
3. Auswertungs- und Informationsdienst für Ernährung, Landwirtschaft und Forsten e.V.: **Ernährung in der Schwangerschaft und Stillzeit**, AID Verbraucher Dienst informiert, Bonn, 1994
4. Auswertungs- und Informationsdienst für Ernährung, Landwirtschaft und Forsten e.V.: **Calcium**, AID Verbraucher Dienst informiert, Nr. 3261 Bonn, 1994
5. Auswertungs- und Informationsdienst für Ernährung, Landwirtschaft und Forsten e.V.: **Kennwort Lebensmittel**, AID Verbraucher Dienst informiert, Nr. 3017 Bonn, 1994
6. Auswertungs- und Informationsdienst für Ernährung, Landwirtschaft und Forsten e.V.: **Ernährung im ersten Lebensjahr**, AID Verbraucher Dienst informiert, Nr. 2510 Bonn, 1993
7. Bartsch, N., Feser, H., Kunze, M.: **Zucker Konsum und Mißbrauch**, Dokumentation, Süddeutsche Verlagsgesellschaft Ulm, 1989
8. Bundesgesundheitsamt, **Das BGA im Jahre 1992**, BGA-Presssestelle 1993
9. Bundesgesundheitsamt, **Das BGA im Jahre 1993**, BGA-Presssestelle 1994
10. Der Minister für Ernährung, Landwirtschaft, Forsten und Fischerei des Landes Schleswig-Holstein: **Öko-Produkte und was dahintersteht**, 1991
11. Deutsche Forschungsanstalt für Lebensmittelchemie, Senser, F., Scherz, H.: **Der kleine Souci-Fachmann-Kraut: Lebensmitteltabelle für die Praxis**, Stuttgart, 1991
12. Deutsche Gesellschaft für Ernährung: Vollwertig essen und trinken nach den **10 Regeln der DGE**, Auswertungs- und Informationsdienst für Ernährung, Landwirtschaft und Forsten e.V., Nr. 1016, Bonn, 1994
13. Deutsche Gesellschaft für Ernährung: **Empfehlungen für die Nährstoffzufuhr**, Frankfurt, 1991
14. Deutsche Gesellschaft für Ernährung: **Ernährungsbericht 1988**, Verlag Henrich, Frankfurt a. Main
15. Deutsche Gesellschaft für Ernährung: **Ernährungsbericht 1992**, Verlag Henrich, Frankfurt a. Main
16. Deutsche Gesellschaft für Ernährung: **Essen und Trinken bei Gicht**, Frankfurt a. Main, 1993
17. Deutsche Gesellschaft für Ernährung: **Essen und Trinken bei Fettstoffwechselstörungen**, Infothek: Diätetik, Frankfurt a. Main, 1993
18. Deutsche Gesellschaft für Ernährung: **Essen und Trinken für Krebskranke**, Infothek: Diätetik, Frankfurt a. Main, 1993
19. Deutsche Gesellschaft für Ernährung: **Ernährung bei chronischer Verstopfung**, Infothek: Diätetik, Frankfurt a. Main, 1993
20. Deutsche Gesellschaft für Ernährung: **Leichte Vollkost**, Infothek: Diätetik, Frankfurt a. Main, 1994
21. Deutsche Gesellschaft für Ernährung: **Essen und Trinken bei Osteoporose**, Infothek: Diätetik, Frankfurt a. Main, 1993

22. Deutsche Gesellschaft für Ernährung: **Essen und Trinken bei Zöliakie/Sprue**, Infothek: Diätetik, Frankfurt a. Main, 1993
23. Deutsche Gesellschaft für Ernährung: **Essen und Trinken bei Milchzuckerunverträglichkeit (Lactoseintoleranz)**, Infothek: Diätetik, Frankfurt a. Main, 1994
24. Deutsche Gesellschaft für Ernährung: **Essen und Trinken bei Gicht**, Infothek: Diätetik, Frankfurt a. Main, 1993
25. Deutsche Gesellschaft für Ernährung: Frage: **Gibt es eine Rheuma-Diät**, DGE-info Mai 1994, Für die Beratungspraxis S. 6–7
26. Deutsche Gesellschaft für Ernährung: **Von Anfang an,** Frankfurt a. Main, 1995
27. Elmadfa, I., Leitzmann, C.: **Ernährung des Menschen**, Ulmer, Stuttgart, 1990
28. Fülgraff, G.: **Lebensmittel-Toxikologie**, Ulmer, Stuttgart, 1989
29. Heepe, F.: **Diätetische Indikationen**, Berlin, Springer, 1994
30. Kasper, H.: **Ernährungsmedizin und Diätetik**, Urban & Schwarzenberg, München; Wien; Baltimore, 1991
31. Kayser, F., Bienz, K., Eckert, J., Lindenmann, J: **Medizinische Mikrobiologie**, Thieme, Stuttgart, 1989
32. Kluthe, R., Quirin, H., Metz, G.: **Diätbuch für Nierenkranke**, Thieme, Stuttgart, 1989
33. Philippeit, U., Schwartau, S., **Zuviel Chemie im Kochtopf?**, Rowohlt, Hamburg, 1991
34. Pilgram, Th., Dahl, E.: **Die aktuelle E-Zusatzstoff-Tabelle**, Niedernhausen/Ts, Falken
35. Schirop, Th., Rabast, U., Götz, M.-L.: **Klinik und Therapie bei Nierenerkrankungen**, aktuelle Berliner Fortbildungsreihe, Vorträge der 16. interdisziplinären Arbeitstagung für Diätassistenten und Ärzte 1992, Verlag Hygieneplan, Berlin, 1992
36. Thiel, Claudia: **Lebensmittelallergien und -intoleranzreaktionen** in: DGE Ernährungsbericht 1992 (s. 14.)
37. Vollmer, G., Jost, G., Schenker, D., Sturm, W., Vreden, N.: **Lebensmittelführer 1 und 2**, Thieme, Stuttgart, 1990
38. Deutsche Gesellschaft für Ernährung: **Ernährungsbericht 1996**, Verlag Henrich, Frankfurt a. Main
39. Biesalski, H.-K.: **Ernährungsmedizin**, Thieme, Stuttgart, 1995

Sachregister

Halbfette Seitenzahlen verweisen auf Hauptstichworte, *kursive* Seitenzahlen auf Abbildungen und Tabellen.

A
Abführmittel 42, 91, 93
Adipositas 82, 87, 100
Aflatoxine 84
AIDS 84, 125
Albumin 22, 86
Alkohol 44, **54,** 74, 82, 84, 90, 94–101, 108–122, 115
Aminosäuren 84, 126, 127
– essenzielle 20, *21*
Anämien 82
Anbau, ökologischer 66
Anorexia nervosa **91**
Antioxidationsmittel 40
Apfel-Typ *88*
Appetit 13, 52, 54
Appetitmangel 86
Aromastoffe **8**, 10
Arteriosklerose 7, 25, 54, 93, 97, 98, 100
Ascorbinsäure **40**
ATD s. Tagesdosis, annehmbare
Azidose 93

B
Ballaststoffe 5, 6, 14, 19, **20**, 27, 82, 94–100, 106, 107, 126
Bauchspeicheldrüse 82, 108, 112, 114
Bauchspeicheldrüsenentzündung 108, 113
Bauchspeicheldrüsenerkrankungen 82
Baustoffe **16**
Beikost 75, 76
Beri-Beri 36
Beta-Carotin 34
Bewegungsmangel 89
Biogene Amine 123
Biotin **39**
Biphenyle, polychlorierte 59
Birnen-Typ *88*
Blähungen 20, 103, 109
Blutdruck 41, 42, 98
Bluthochdruck 41, 78, 89, **98,** 100, 117
Body-Mass-Index (BMI) 29
Broca 29
Broteinheit 95, 96
Brot 5
Bulimia nervosa **93**

C
Calciferole **34**
Calcium 34, **43,** 114, *105*, 105
Carotin s. Beta-Carotin
Chemotherapie 84
Chlorid **42**
Cholesterin 7, 22, 25, **27,** *27,* 98, 99
Cobalamine **37**
Coenzym Q **40**
Colitis ulcerosa **107**, 113, 125

D
Darmträgheit **106**
Diabetes mellitus 73, **93,** 97
– Typ I 94
– Typ II 78, 82, 94
Diabetiker 19
Dialyse **121**
Diarrhoe **105**
Diätetik **71**
Diät-Verordnung 68
Dioxine 59
Disaccharide 19
Diuretika 42, 44, 91, 93
Divertikel 78, 106, 107
Divertikulitis 78, 82, **107**
Divertikulose 82, 107
Dumping-Syndrom 111
Durchfall 41, 42, 105, 109

E
Eier 4, 7, 56, 66
Eisen 40, **45**
Eiweißbedarf *22*
Eiweiße 16, **20**, 27, 116–121, 125
Elektrolyte 104, 105
Energiebedarf **27**, 29, *30,* 79
Energiestoffe **16**
Enteritis regionalis 107
Enzyme 21
Erbrechen 41, 42, **104**
Ernährung
– bei Krebs **84**
– enterale 125, **125**
– ernährungsbedingte Krankheit 78, **82,** 83

- Herz-Kreislauf **97**
- kranke Menschen **82**
- künstliche **125**
- Magen-Darm-Trakt **102,** 113, 127
- Niere **116**
- parenterale 108, 125, **127**
- Säuglinge 75
- Schwangerschaft **72**
- Senioren **78**
- Stillzeit **72**
- vollwertige **2**
- Zahngesundheit **67**

Ernährungsgewohnheit **2**
Ernährungskreis **4**
Eßanfälle 93
Eß-Brechsucht **93**
Eßstörungen 86, **91**

F

Fastenkuren 101
Fast Food **10**
Fertigmilchnahrung 75
Fettarten 26
Fette *4,* 7, 16, 22, **24,** 27
- pflanzliche 24, 35
- tierische 24
- versteckte 25

Fettleber **110**
Fettsäuren
- einfach ungesättigte 7, 24, 94, 95, 99
- essenzielle 7, 24
- gesättigte 7, 24
- MCT-Fette 24, 105, 108, 109, 112
- mehrfach ungesättigte 7, 24, 94, 95, 99
- Omega-3-Fettsäuren 101

Fettstoffwechselstörungen 27, 97, **98**
Fisch *4,* 7, 8, 45, 99, 102
Fleisch *4,* 7
Fluorid **46**
Flüssigkeitsbilanz 117
Folsäure **38**
Formuladiäten 126
Fremdstoffe **56**, *56,* 60
Fruchtsaft 7, 76, 105

G

Gallenerkrankungen 113
Gallensäure 27, 99
Gallensteine 82, 89, **111**
Gemüse *4,* 5, 20
Genußmittel 74, 114
Geschmack 24, 65, 78
Geschmackstoffe **8**
Geschmackstörungen 85
Getränke *4,* 7, 50, **52,** 53, 54, 85, 90, 116, 117 , 122
Getreideflocken 5
Getreideprodukte *4,* 5
Getreide *4,* 5
Gewichtsreduktion *90,* 91, 95
Gewürze **8**
Gicht 23, 78, 82, 89, **101,** 118
Glomerulonephritis, akute **117**
Glomerulonephritis, chronische **117**, 119
Glucose 18, 20, 93, 96, 127
Gluten 102, 103
Glykogen 20
Grundumsatz 28, 89

H

Harnsäure *23,* 50, 101, 122
Hämorrhoidal-Leiden 106
HDL s. High Density Lipoprotein
Heißhunger 13, 89
Herzinfarkt 94
Herz-Kreislauferkrankungen 8, 25, 78, 82, 88, 89, **97**
High Density Lipoprotein (HDL) 99
Histamin 123
Hormone 21, 24, 27, 86, 114
Hunger **13**
Hülsenfrüchte *4,* 5, 20
Hyperacidität 113
Hyperglykämie (Überzuckerung) 95
Hyperlipoproteinanämie 119
Hypertonie 82, **98,** 100, 117
Hypertriglyzeridämie 100
Hypoglykämie (Unterzuckerung) 95, 96, 97
Hypotonie 41

I

Immunabwehr 22
Immunglobulin 21
Insulin 18, 94, 95
- Hyperinsulinämie 95, 100

Insulinresistenz 95, 100

J

Jodid (Jod) 8, **45**, 48

K
Kachexie 84
Kaffee 7, 74, 99, 114
Kalium **42**
Kalorien 10, 11, 13, 16, 24, 27, 54, 72, 89
Karies 18, 46, 76, *77*, 77, 78, 82
Kartoffel 4, 5
Kartoffel-Ei-Diät 121
Kaugummi 77
Ketonkörper 18
Kochsalz 6, 8, 41, 42, 43, 78, 98, 100, 104,117–122
Körperfettverteilung 88
Kohlenhydrate 5, **16,** *17,* 17, 18, 19, 27, 36, 76, 90, 94–97
Kohlenwasserstoffe
- chlorierte 60
- polyzyklische 84
Konserven 6, 66
Kost, vegetarische 21
Krebs 54, 57, **83**, 125
Krebsvorbeugung **83**
Kropf 45
Kurzdarmsyndrom **112**
Kwashiorkor 30

L
Lactasemangel 103, 108
Lactose 103
Lactosegehalt *104*
Lactoseintoleranz **103**
Landbau, ökologischer **11**
LDL s. Low Density Lipoprotein
Lebensmittel
- diätetische *69*
- schwerverdauliche *113*
- Umgang **65,** 65
- Zahngesundheit *77*
Lebensmittelallergien **123**
Lebensmittelinfektionen *57*, 73
Lebensmittelproduktion
- Rückstände **58**
Lebensmittelrecht **68,** 69
Lebensmittel- und Bedarfsgegenständegesetz (LMBG) 58, 68
Leber 54, 72, 82, 110, 111
Leberentzündung
- chronische 113
Lebererkrankungen 82
Leberinsuffizienz **110**
Leberzirrhose **110**, 113
Leistungsumsatz 28
Light-Produkte **11**
Listerien 73
Low Density Lipoprotein (LDL) 27, 98

M
Magenbeschwerden
- funktionelle 113
Magengeschwüre 113
Magenresektion **111**
Magenschleimhautentzündung
- chronische 113
Magersucht **91,** 92, *92*
Magnesium **44**
Makroangiopathien 93
Marasmus 30
MCT-Fette 24, 105, 108, 109, 112
Medikamente 50
Mengenelemente 41
Metabolisches Syndrom 89, **100**
Mikroangiopathien 93
Milch *4,* 6, 43, 103
Milchprodukte *4,* 6, 43
Milchzuckerunverträglichkeit **103**
Mindesthaltbarkeitsdatum 66
Mineralstoffe **32, 41,** 48
Mineralstoffpräparate **48**
Mineralstoffzusätze **48**, *48*
Mineralwasser 68, 76, 122
Monosaccharide **19,** 127
Morbus Crohn **107,** 113, 125
Mucoviscidose 41, **109**
Mundschleimhaut, entzündete 85
Muttermilch 59, 75

N
Nachtblindheit 34
Natrium **41**
Nährstoffe 16, *16*, 27, 32
Nährwert 65
Nephritiden, interstitielle **118,** 119
Nephrolithiasis 43, **122**
Nephropatie, diabetische **118**
Nephrotisches Syndrom **119**
Neuropathien 93
Niacin **39**
Nikotin 74
Nierenerkrankungen 22, 41, 42, **116**
Niereninsuffizienz 44, 117, **119,** *120*
- akute **119**
- chronische **120**
Nierensteine 43, **122**
Nitrat 12, 68, 76, 84
Nitrat-Nitrit-Pökelsalze 8, 63

Nitrit 68, 84
Nitrosamine 66, 84
Normalgewicht 29, 85, 87, 93
Nudeln 5
Nüsse 6, 24

O
Obstipation **106**
Obst *4*, 6, 20
Osteoporose **114**
Oxalsäure 40
Ödeme 22, 30, 41, 86, 117, 121

P
Pankreasinsuffizienz 108
Pankreatitis 54, **108**
- chronische 109, 113
Pantothensäure **40**
Pellagra 39
Pflanzenschutzmittel 12
Phenylketonurie **102**
Phosphat (Phosphor) 34, **43,** 115, *115*
Polysaccharide, aufspaltbare **20**
Polysaccharide, nicht-aufspaltbare **20**
Proteine s. Eiweiße
Pseudo-Allergie 123, 124
Purine 7, 22, **23,** 101, 118, 122
Pyridoxin **37**

R
Rachitis 34
Reduktionsdiät 5
Reduktionskost 90
Retinole **33**
Rheumatismus 8, 78, **101**
Riboflavin **36**

S
Salmonellen 57, 66, 68
Sättigung **13,** 89
Säuglinge 50
- Calcium 43
- Vitamin A 33
- Vitamin D 34
- Vitamin E 35
- Vitamin K 35
Säuglingsnahrung 68, 75
Schadstoffe 65, 66
Schimmel 66
Schlaganfall 94
Schluckbeschwerden 84
Schmelzsalze 43
Schonkostformen 113
Schwangere 6, 48, 66
Schwangerschaft **72**
- Calcium 43
- Eisen 45
- Eiweiße 22
- Energiebedarf 29, 72
- Folsäure 38
- Jodid 45
- Magnesium 44
- Niacin 39
- Vitamin A 33
- Vitamin B_1 36
- Vitamin B_6 37
- Vitamin B_{12} 38
- Vitamin C 40
- Vitamin D 34
- Vitamin E 35
- Vitamin K 35
- Zink 46
Schwangerschaftsnephropathie 73, **118**
Schwedendiät 121
Schwefel 36
Schwermetalle 57, 59, 118
Seefisch 45
Sekundäre Pflanzenstoffe **47**
Selen **46**
Senioren 78
Skorbut 40
Sodbrennen 72
Speichelproduktion 77
Sprue **102**
Spurenelemente 41
Stärke 20
Staphylokokken 66
Steatorrhoe 102, 105, 108, 109
Stillzeit **72**
- Calcium 43
- Eisen 45
- Eiweiße 22
- Energiebedarf 29, 72
- Folsäure 38
- Jodid 45
- Magnesium 44
- Niacin 39
- Vitamin A 33
- Vitamin B_1 36
- Vitamin B_2 36
- Vitamin B_6 37
- Vitamin B_{12} 38
- Vitamin C 40
- Vitamin D 34

– Vitamin E 35
– Vitamin K 35
– Zink **46**
Strahlentherapie 84
Struma 82
Sulfite 124
Süßigkeiten **10,** 76
Süßstoffe 78

T
Tagesdosis
– annehmbare (ATD) 64
Tageskost **12**
Thiamin **36**
Tocopherole **35**
Toxoplasmose 57, 73
Triglyceride 24, 54, 99

U
Ubichinone **40**
Ulcus ventriculi 113
Umwelt 61
Umweltschadstoffe 59, *59*
Umweltschutz 12
Untergewicht 78, **85**
Übelkeit 85
Übergewicht 7, 10, 25, 54, 78, *88*, 84, **87**, 95, 97

V
vegetarische Kost 21
Verbrennungen 22, 125
Verstopfung 50, 73, 78, 82, 106
Verunreinigungen
– aus der Umwelt **59**
– mikrobiologische **57**
Vitamin A **33,** 34, 72
Vitamin B_1 **36**
Vitamin B_2 **36**
Vitamin B_6 **37**
Vitamin B_{12} **37**
Vitamin C **40,** 45
Vitamin D 27, **34,** 115
Vitamin E **35**
Vitamin K **35**
Vitamine 10, **32**, 33, 48, 49
– wasserlösliche 33
– fettlösliche 7, 25, 33
– – Nebenwirkungen 33
Vitaminpräparate **48**
Vitaminzusätze **48,** *48*
Vollkorngetreide 20
Vollkost, leichte 107, **113**

W
Wasser **50,** 104, 105, 127
Wasserbilanz 50
Werbung 10
Wertigkeit, biologische 21, *22*, 119–121

Z
Zigaretten 97, 114
Zöliakie **102**
Zucker 6, 10, **19**, *18*, *19*, 93, 96
Zuckeraustauschstoffe 78
Zuckerkrankheit s. Diabetes mellitus
Zusatzstoffe **62**, *63*, 64
Zutatenliste 6, 62
Zwölffingerdarmgeschwüre 113